U0295676

数字信号处理

DIGITAL SIGNAL PROCESSING

魏红江◎编著

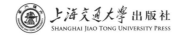

上海交通大学出版社
SHANGHAI JIAO TONG UNIVERSITY PRESS

内容提要

本书全面介绍了数字信号处理(DSP)的基础理论和实际应用,特别是在生物医学信号处理中的应用,全书共 8 章。本书通过系统的理论讲解和丰富的实际案例,为读者提供全面掌握数字信号处理技术的必要知识和工具,特别是其在生物医学工程中的应用,并为读者在这一领域的深入研究和实际应用提供有力支持。

图书在版编目 (CIP) 数据

数字信号处理 / 魏红江编著. -- 上海:上海交通
大学出版社, 2024.10 -- ISBN 978-7-313-31154-2

Ⅰ. R318.04

中国国家版本馆 CIP 数据核字第 2024YA1892 号

数字信号处理

SHUZI XINHAO CHULI

编　　著:魏红江

出版发行:上海交通大学出版社　　　　　　　地　　址:上海市番禺路 951 号
邮政编码:200030　　　　　　　　　　　　　电　　话:021-64071208
印　　制:上海景条印刷有限公司　　　　　　经　　销:全国新华书店
开　　本:710 mm×1000 mm　1/16　　　　　印　　张:15
字　　数:243 千字
版　　次:2024 年 10 月第 1 版　　　　　　　印　　次:2024 年 10 月第 1 次印刷
书　　号:ISBN 978-7-313-31154-2
定　　价:49.00 元

　　随着计算机技术和集成电路技术的飞速发展,数字信号处理(digital signal processing,DSP)已经成为科学与工程领域的一个关键学科。在过去的几十年中,DSP技术的发展不仅推动了通信、系统控制等传统工程领域的进步,还在医学、生物工程等新兴领域中展现出强大的应用潜力。在生物医学工程中,数字信号处理技术对生物医学信号的分析和处理提供了前所未有的精确度和灵活性,极大地推动了医学诊断、监测和治疗技术的进步。

　　本书旨在系统地介绍数字信号处理的基本理论和应用方法,特别是其在生物医学信号处理中的应用。我们将从基础的信号与系统理论入手,逐步深入到复杂的信号处理算法和实际应用中。通过对离散时间信号与系统、傅里叶变换及其快速算法(FFT)、数字滤波器设计等内容的详细讲解,读者不仅能够掌握数字信号处理的核心技术,还能理解这些技术在生物医学领域中的具体应用。

　　在生物医学领域,数字信号处理技术的应用范围广泛。例如,在脑电图(EEG)和心电图(ECG)的分析中,DSP技术可以帮助提取有用的生物医学信息,用于疾病的诊断和治疗决策。此外,数字信号处理在医学影像处理中也发挥着重要作用,如计算机断层扫描(CT)、磁共振成像(MRI)等,通过对图像数据的处理和分析,提高诊断的准确性和可靠性。

　　本书共8章。第1章绪论介绍了数字信号处理的基本概念、发展历史及其在各个领域的应用,特别是在生物医学领域的重要性。通过对数字信号处理的起源与发展历程的回顾,读者可以了解该学科的重要性及其未来的发展趋势。第2章离散时间信号与系统详细讲解了离散时间信号的表示方法、常见特征和基本运算,并分析了离散时间系统的分类及其特性。该章节还介绍了线性时不变系统(LTI)的基本原理及其重要性,为后续章节打下坚实的基础。第3章信号采样与重建探讨了连续时间信号的采样理论和重建方法,重点介绍了奈奎斯特采样定理及其应用。通过实例分析,读者可以掌握如何将连续信号转化为离散信号,并在此基础上进行数字处理。第4章Z变换和差分方程讲解了Z变换及其性质,介绍了如何利用Z变换求解差分方程,以描述离散时间系统的动态行为。该章节通过实例详细讲解了Z变换在信号分析中的应用,并探讨了其与傅里叶变换的关系。第5章数字信号与系统的频率分析阐述了离散时间信号的频域分析方法,包括傅里叶级数和傅里叶变换,分析了线性时不变系统的频域特性。该章节重点介绍了频谱分析在信号处理中的重要作用,并提供了实际应用中的案例分析。第6章离散傅里叶变换及应用介绍了离散傅里叶变换(DFT)的定义、性质及其在信号处理中的应用。通过详细的数学推导和实例分析,读者可以掌握DFT的计算方法及其在频谱分析中的应用。第7章快速傅里叶变换详细讲解了快速傅里叶变换(FFT)算法,分析了其高效计算原理及应用。该章节不仅介绍了FFT的基本原理,还探讨了其在实际应用中的优化方法,为读者提供了实用的计算技巧。第8章数字滤波器的设计介绍了FIR滤波器和IIR滤波器的设计方法,比较了两者的优缺点,并探讨了滤波器在实际信号处理中的应用。通过实例分析,读者可以学会设计和实现高效的数字滤波器,并理解其在生物医学信号处理中的具体应用。

　　本书的编写不仅考虑了数字信号处理技术的理论性和系统性,还特别注重其实践应用。通过丰富的案例分析和实践指导,读者可以在学习理论知识的同时,掌握实际操作技能,并能将所学知识应用到生物医学信号处理的实际问题中。

　　总之,本书旨在为读者提供一个全面、系统的学习路径,使其不仅掌握数字信号处理的基本理论和方法,还能在生物医学工程领域中灵活应用这些技术,解决实际问题。希望本书能够成为读者学习和研究数字信号处理技术的重要参考,并为推动数字信号处理技术在生物医学工程中的应用贡献一份力量。

编者

CONTENTS | 目录 |

第1章 概述 ··· 1

1.1 信号、系统及信号处理 ·································· 2

1.1.1 数字信号处理系统的基本组成 ·············· 3

1.1.2 数字信号处理的优势 ························· 4

1.2 数字信号处理的发展与应用 ························· 6

1.2.1 数字信号处理的发展 ························· 6

1.2.2 数字信号处理的应用 ························· 7

1.3 小结 ·· 8

第2章 离散时间信号与系统 ······························· 10

2.1 离散时间信号 ··· 10

2.1.1 数字信号的表示方法 ························· 10

2.1.2 常用离散时间信号 ····························· 12

2.1.3 离散时间信号常见的特征、描述参数 ····· 16

2.1.4 离散时间信号的基本运算 ··················· 19

2.2 离散时间系统 ··· 23

2.2.1 离散时间系统简介 ····························· 23

2.2.2 系统的输入-输出描述 ······················· 23

2.2.3 离散时间系统的结构表示 ··················· 24

2.2.4 离散时间系统的分类 ························· 27

2.3 离散时间线性时不变系统的分析 ················· 33

2.3.1 LTI对任意输入的响应：卷积和 ·········· 35

2.3.2 卷积的性质与用途 ····························· 38

        2.3.3 LTI 系统的特性 ·· 40
    2.4 差分方程描述的离散时间系统 ······························· 44
        2.4.1 递归和非递归的离散时间系统 ······················· 45
        2.4.2 由常系数差分方程描述的 LTI 系统的特性·········· 47
        2.4.3 线性常系数差分方程的解 ··························· 50
        2.4.4 线性时不变系统的实现结构 ························· 54
    2.5 小结 ··· 57
    习题 ·· 58

第 3 章 信号采样与重建 ·· 62
    3.1 连续时间信号采样 ····································· 62
        3.1.1 非理想抽样模型 ··································· 63
        3.1.2 理想抽样模型 ····································· 63
        3.1.3 理想抽样的频域分析 ······························· 64
    3.2 带宽有限连续时间信号的采样与重建 ····················· 65
    3.3 前置模拟滤波器 ······································· 70
    3.4 小结 ··· 70
    习题 ·· 71

第 4 章 Z 变换和差分方程 ·· 74
    4.1 Z 变换 ·· 74
    4.2 Z 反变换 ·· 77
    4.3 Z 变换的性质和定理 ···································· 78
    4.4 有理 Z 变换 ··· 82
    4.5 单边 Z 变换 ··· 85
    4.6 Z 变换与差分方程的关系 ································ 90
    4.7 小结 ··· 93
    习题 ·· 94

第 5 章 数字信号与系统的频率分析 ································ 95
    5.1 连续时间信号的频率分析 ······························· 95

5.1.1　连续时间周期信号的傅里叶级数 ‥‥‥‥‥‥‥ 97

5.1.2　周期信号的功率密度谱 ‥‥‥‥‥‥‥‥‥‥ 100

5.1.3　连续时间非周期信号的傅里叶变换 ‥‥‥‥‥‥ 102

5.1.4　周期非信号的能量密度谱 ‥‥‥‥‥‥‥‥‥‥ 105

5.2　离散时间信号的频率分析 ‥‥‥‥‥‥‥‥‥‥‥‥ 106

5.2.1　离散时间周期信号的傅里叶级数 ‥‥‥‥‥‥ 107

5.2.2　周期信号的功率谱密度 ‥‥‥‥‥‥‥‥‥‥ 109

5.3　离散时间信号的傅里叶变换 ‥‥‥‥‥‥‥‥‥‥‥ 111

5.3.1　离散时间非周期信号的傅里叶变换 ‥‥‥‥‥ 111

5.3.2　傅里叶变换和Z变换的关系 ‥‥‥‥‥‥‥‥ 112

5.4　线性时不变系统的频域特性 ‥‥‥‥‥‥‥‥‥‥‥ 114

5.4.1　对复指数和正弦信号的响应：频率响应函数 ‥‥‥ 115

5.4.2　正弦输入信号的稳态和暂态响应 ‥‥‥‥‥‥ 118

5.4.3　周期输入信号的稳态响应 ‥‥‥‥‥‥‥‥‥ 118

5.4.4　非周期输入信号的响应 ‥‥‥‥‥‥‥‥‥‥ 119

5.5　线性时不变系统的频率响应 ‥‥‥‥‥‥‥‥‥‥‥ 120

5.5.1　具有有理系统函数系统的频率响应 ‥‥‥‥‥ 120

5.5.2　频率响应函数的计算 ‥‥‥‥‥‥‥‥‥‥‥ 121

5.6　作为频率选择滤波器的线性时不变系统 ‥‥‥‥‥‥ 122

5.6.1　理想滤波器特性 ‥‥‥‥‥‥‥‥‥‥‥‥ 122

5.6.2　低通、高通、带通滤波器 ‥‥‥‥‥‥‥‥‥ 125

5.6.3　数字谐振器 ‥‥‥‥‥‥‥‥‥‥‥‥‥‥ 130

5.6.4　槽口滤波器 ‥‥‥‥‥‥‥‥‥‥‥‥‥‥ 134

5.6.5　梳状滤波器 ‥‥‥‥‥‥‥‥‥‥‥‥‥‥ 137

5.6.6　全通滤波器 ‥‥‥‥‥‥‥‥‥‥‥‥‥‥ 139

5.6.7　数字正弦振荡器 ‥‥‥‥‥‥‥‥‥‥‥‥ 142

5.7　小结 ‥‥‥‥‥‥‥‥‥‥‥‥‥‥‥‥‥‥‥‥ 143

习题 ‥‥‥‥‥‥‥‥‥‥‥‥‥‥‥‥‥‥‥‥‥‥‥ 145

第6章　离散傅里叶变换及应用 ‥‥‥‥‥‥‥‥‥‥‥‥ 148

6.1　离散傅里叶变换的概念 ‥‥‥‥‥‥‥‥‥‥‥‥‥ 148

6.2　离散傅里叶变换的性质 ································· 153

6.3　离散傅里叶变换与其他变换的关系 ···················· 158

6.4　用离散傅里叶变换实现线性卷积 ······················ 161

6.5　用离散傅里叶变换分析信号频谱 ······················ 168

6.6　小结 ··· 173

习题 ··· 173

第 7 章　快速傅里叶变换 ····································· 176

7.1　离散傅里叶变换的有效计算 ··························· 176

7.1.1　直接计算 DFT 的计算量问题 ···················· 176

7.1.2　DFT 计算方法的改善思路 ······················· 177

7.2　按时间抽取的快速傅里叶算法 ························· 180

7.3　按频率抽取的快速傅里叶算法 ························· 185

7.4　小结 ··· 187

习题 ··· 188

第 8 章　数字滤波器的设计 ··································· 189

8.1　数字滤波器 ··· 189

8.2　数字滤波器结构的表示方法 ··························· 190

8.2.1　数字滤波器的数学描述 ························· 190

8.2.2　数字滤波器的分类 ····························· 191

8.2.3　数字滤波器的因果性 ··························· 192

8.2.4　非理想数字滤波器的性能参数特性 ··············· 193

8.3　FIR 滤波器设计 ······································ 193

8.3.1　窗函数法 ····································· 193

8.3.2　频率采样法 ··································· 200

8.3.3　等波纹法 ····································· 203

8.3.4　FIR 滤波器的直接型实现 ······················· 206

8.4　IIR 滤波器设计 ······································ 207

8.4.1　冲激响应不变法 ······························· 208

8.4.2　双线性变换法 ································· 211

　　　8.4.3　IIR 滤波器的直接型实现 ……………………………… 223

8.5　FIR 和 IIR 滤波器的比较 ……………………………… 224

习题　…………………………………………………………… 225

参考文献 ………………………………………………………… 227

第 1 章

概　述

　　数字信号处理(digital signal processing，DSP)是伴随着计算机技术的诞生而兴起的科学和工程领域，它在最近几十年的快速发展依赖于数字计算机的普及以及集成电路技术的迅猛发展。由于早期计算机庞大的体积和高昂的使用费用，数字信号处理的应用仅局限于非实时的科学计算等。之后，集成电路领域的突破使得功率更大、体积更小、速度更快、价格更便宜的数字计算机得以普及。这些更廉价、更高效的数字电路让实现更复杂的数字信号处理系统成为可能，这种系统与模拟信号处理系统相比具有诸多优势，数字信号处理技术也随之进入了我们生活的方方面面。许多传统上用模拟方法处理的任务都逐渐被数字方法所取代。当然，并不是说数字信号处理可以完全替代模拟信号处理。在部分使用场景中，例如，对于大带宽信号的处理，模拟信号处理仍是唯一可行的解决方案。我们只是在能够使用数字信号处理的场景中，习惯于使用数字信号处理。

　　除了上述优势，数字系统还具备可编程性，这是区别于模拟系统的重要特征。借助软件，用户可以相当方便地更改信号处理函数，进而改变硬件的工作方式。因此，数字硬件及相匹配的软件使得数字信号处理系统具有较高的灵活性，可以胜任不同的工作，进一步拓宽了其使用范围。

　　由于数字信号处理系统的独特优势，它已经广泛应用于诸多领域，例如移动通信、系统控制、医疗诊断等。在生物医学工程领域，数字信号处理是必不可少的基本工具，涉及各种生物医学信号的处理和分析。以脑电图分析为例，数字信号处理系统可以通过滤波、去噪、特征提取和频谱分析等算法，从原始信号中提取脑部神经元活动等相关信息，用于疾病诊断、生物信号识别和监测等应用。此外，数字信号处理还在医学影像处理方面发挥着重要作用，如计算机断层扫描(computed tomography，CT)、磁共振成像(magnetic resonance imaging，MRI)等。通过数字信号处理技术，可以对医学图像进行增强、分割、配准和重建，以辅助医生进行准确的疾病诊断和治疗计划制订。因此，数字信号处理在生物医学工程中扮演着至关重要的角色，为改善医疗诊断与治疗提供了有力的工具和方法。

本书旨在介绍数字信号处理的基本方法和思想。首先，将引入数字信号处理过程中涉及的基本概念和数学基础，以确保读者对相关背景有所了解。接着，重点介绍几个常用的工具，包括 Z 变换、离散傅里叶变换等，以帮助读者掌握数字信号处理的核心技术。最后，将简要探讨数字信号处理在各个领域的应用，例如滤波器设计等。

1.1　信号、系统及信号处理

信号可以定义为随时间、空间或其他自变量变化的物理量。数学上，可以将信号描述为一个随自变量变化的函数。例如，正弦信号可以表示为

$$x(t) = A\sin(\omega t + \varphi) \qquad (1-1)$$

该信号是一个随着时间变化的一维信号。这种能用函数描述的信号属于能准确定义的信号。然而，在大多数实际应用中，这种准确的数学关系是不可知的或者过于复杂而没有应用价值。在处理具体问题时，我们习惯于将目标信号表示为不同频率、不同幅度信号的加和，其理论基础是傅里叶级数展开：

$$x(t) = \sum_{i=1}^{N} A_i(t)\sin[2\pi F_i(t)t + \varphi_i(t)] \qquad (1-2)$$

其中，$\{A_i(t)\}$、$\{F_i(t)\}$ 和 $\{\varphi_i(t)\}$ 分别表示正弦信号的幅度、频率和相位的集合，这种分解方式在多种信号的描述中有广泛应用。例如，对一个声音信号进行傅里叶级数展开，可以获得不同频率信号的权重，直接反映了高音与低音的分布情况。另一个一维信号的例子是脑电图，它是脑疾病诊断过程中常见的一种信号。通过分析不同频率的信号成分，医生可以推断脑部神经元的活动情况，从而为疾病诊断提供依据。

系统可以定义为对某种信号进行各类操作的数学或物理设备，它可以是线性或非线性、时变或时不变的，并通过数学模型如差分方程、微分方程、状态空间模型等进行描述，其作用通常是改变信号的频率、幅度和相位等。例如，

滤波器就是一类常见的信号处理系统。通过选择适当的滤波器类型和参数，可以抑制不需要的干扰成分，使信号更清晰，减少噪声对信号的影响。尽管大多数的物理信号是模拟信号，但是可以通过采样与量化的方式将模拟信号转换为数字信号。在处理数字信号的过程中，系统往往由计算机和相应的软件组成。在这种情况下，所编写的程序代表了系统的实现方式，可以很方便地在计算机上使用一系列数学操作实现某个系统。因此，本书将把重心放在数字系统的原理及实现上。

当把原始信号输入系统并得到输出后，我们就认为已经对信号进行了处理。广义的信号处理是一种对信号进行分析、操作和转换的技术。通过信号处理，我们可以提取原始信号中的有用信息并提高信号质量。这一过程涉及数学、物理学、计算机科学等诸多领域，在移动通信、系统控制、医疗诊断等方面具有广泛的应用。数字信号处理的主要步骤包括信号采集、预处理、数据分析和后处理等。信号采集是将物理信号转化为计算机可处理的离散信号的过程，其遵循的基本原则是采样定理；通过预处理离散信号，可以在一定程度上提高原始信号的质量，常见的操作包括平滑、去噪、锐化和阈值处理等；而数据分析是信号处理过程中的关键步骤，通常用于提取信号中的关键特征；在分析结束后，后处理可以进一步优化所得到的结果，并将其转化为便于展示的形式。

接下来，本节将具体介绍数字信号处理系统的基本结构以及相较于模拟系统的优势，说明在信号处理过程中数字化的重要意义。

1.1.1　数字信号处理系统的基本组成

在科学和工程问题中，我们接触到的大多数信号是模拟信号，即信号是连续变量的函数，其本身的取值也是连续的。这些变量（如时间、空间和幅度）通常在一个特定的范围内连续取值，可以直接由相应的模拟系统处理，以提取信号的关键特征和有用信息。在这种情况下，信号是直接以模拟形式进行处理的。如图 1.1 所示，输入信号和输出信号均是模拟信号。

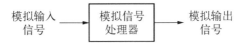

图 1.1　模拟信号处理系统的基本结构

如果想要使用数字系统处理模拟信号,就需要对模拟信号进行离散化。将执行这一过程的模块抽象为一个接口,置于模拟输入信号与数字信号处理器之间,称为模数(A/D)转换器,如图 1.2 所示。模数转换器的输出是数字信号,可以作为数字信号处理器的输入。

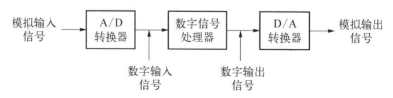

图 1.2 数字信号处理系统的基本结构

数字信号处理器可以是一个对输入信号进行处理的可编程计算器,也可以是能执行特定操作的硬连线数字处理器,两者各有优劣。一方面,可编程计算器可以使用相应的软件灵活修改信号处理操作,而硬连线处理器的操作相对固定,难以更改。另一方面,在定义操作指令集后,硬连线处理器可以进一步优化,通常具有比可编程计算器更高的效率。具体使用哪种数字信号处理器要视使用情况而定。

在数字信号处理器计算得到结果后,我们习惯于将输出的数字信号转换为模拟信号,再反馈给用户。这是一个与模数转换对偶的操作,可以将其抽象为数模(D/A)转换器,置于数字信号处理器之后。但在某些应用中,所得到的结果将以数字形式处理或存储,例如数字图像处理,这时就无须使用数模转换器进行进一步处理。

1.1.2 数字信号处理的优势

尽管模拟系统经过了上百年的发展与优化,但其仍然存在一些难以克服的问题。首先,在模拟系统中,元件内部分子无规则的热运动将导致信号的波动,称为热噪声。热噪声的特点是频谱范围广,且随温度增加而增加。它会引入额外的噪声成分,降低系统的信噪比,并且在低信号水平下尤为显著。模拟系统存在的另一个问题是其保真性较差。保真性是指模拟系统对输入信号传输的准确度和精确度。在模拟系统中,信号经过各种电子元件和电路的处理和传输,这些元件和电路都会引入一些非线性、失真和偏差。这些问题会导致输出信号与输入信号之间存在差异,从而降低系统的保真性。另外,随着元器件的老化,信号会出现不同程度的损坏。例如,磁带的老化会导致其中存储的音频信号丢失。热噪声和保真性是模拟系统中重要的限制,需要通过适当的电路设计和噪声抑制技术来降低其影响。

如前文所述,数字信号处理相较于模拟信号处理具有诸多优势,这使得数字系统在越来越多的领域广泛应用,逐渐取代了模拟系统。即使是过去用模拟系统解决的问题,我们也开始尝试将模拟信号转化为数字信号后进行处理。数字系统的优势主要包括以下几点。

首先,数字系统具有更好的可靠性,数字信号可以很容易地无损存储在磁性介质中,且不用考虑 A/D 转换中保真度的损失。另外,数字系统在信号传输和处理的过程中使用离散的数值表示,相对于模拟系统的连续表示,数字信号具有更好的抗干扰和抗失真能力。数字信号在传输过程中可以通过错误检测和纠正技术来保证数据的完整性,使得系统更加可靠。离散的信号也支持更复杂的保真算法,这在模拟系统中是难以实现的。

其次,数字系统使用离散的数值表示数据与信号,具有更高的准确性,其精确度能达到 $10^{-5} \sim 10^{-3}$ 量级,而模拟系统受到热噪声等因素的限制,精确度有一定的限制。数字系统在信号处理和计算中对精度有更好的控制,用户可以调节 A/D 转换器以及数字信号处理器的精度,包括字长、浮点算术运算和相似性因子等参数,使数据精度符合要求。

数字系统的另一优势是较高的灵活性,通过软件编程对系统进行配置和控制,设计和调整数字信号处理算法,可以实现多种信号处理功能,如滤波、卷积、傅里叶变换等。数字系统还可以方便地进行功能扩展和升级,适应不同的应用需求。而如果想要改变模拟系统的功能,就需要重新设计硬件并进行校准,其成本远超数字系统。

由于以上几点优势以及数字系统愈发低廉的价格和易加密性,数字系统已经在广泛的领域中得到应用,例如通信、医疗、金融、军事等。有关这方面的内容将在下一节详细介绍。然而,数字系统并不是完美的,它也存在一定的局限性。一个实际限制是 A/D 转换器和数字信号处理器的运算速度。对于极宽带宽的信号,需要快速采样的 A/D 转换器和快速的数字信号处理器。因此,对于一些具有较大带宽的信号,数字方法已经超出了硬件发展的水平。从中也可以看出,数字信号处理对硬件有着极高的要求。可编程的数字计算机内部结构非常复杂,对制作工艺的要求极高,这也限制了高性能数字系统的普及与应用。

数字信号处理与模拟信号处理的优劣势分析总结如表 1.1 所示。

表 1.1   数字信号处理与模拟信号处理的优劣势分析

特　点	模拟信号处理	数字信号处理
参数可调性	调节较复杂	调节较灵活
精度控制	困难	容易
数据存储	存储时间较短	可长期存储
数值计算	困难	容易
成本	高	低
速度	快	受限于 A/D 转换器

1.2　数字信号处理的发展与应用

1.2.1　数字信号处理的发展

数字信号处理(digital signal processing，DSP)是信号处理领域的一个重要分支，其理论基础的诞生可以追溯到 17—18 世纪。在 20 世纪 50 年代，数字信号处理作为一门独立的学科诞生，当时数字计算机的出现为信号处理提供了新的可能性。在此之前，信号处理主要通过模拟方法进行，这些方法在处理复杂信号和含噪声信号时存在一定的局限性。

随着计算机科学的发展，数字信号处理技术开始逐渐发展起来。在 20 世纪 60 年代，麻省理工学院的 Benjamin Logan 提出了一种利用数字计算机对模拟信号进行处理的新颖思路。1965 年，James Cooley 和 John Tukey 独立发明了快速傅里叶变换算法(FFT)，为数字信号处理的发展奠定了坚实的基础。两年后，Thomas Stockham 利用快速傅里叶变换算法成功地编写了第一个用于数字信号处理的程序，实现了声音的合成和重构。当时，计算机刚开始用于处理数字信号，但由于其性能的限制，数字信号处理的规模和应用受到限制。早期的研究主要集中在信号采样和量化、数字滤波和谱分析等基本概念和技术上。

20世纪70年代后,数字信号处理迎来了快速发展的阶段。这一时期,微处理器和专用的数字信号处理器的出现极大地促进了数字信号处理技术的发展,其应用范围也更加广泛。数字滤波器、数字音频处理、数字图像处理、数字通信等技术在这一时期不断涌现。1972年,美国的贝尔实验室推出了第一款专用DSP芯片,用于语音编解码。DSP芯片的引入使得数字信号处理能够以更高的速度和更低的成本进行,开始应用于音频处理、图像处理、通信系统和雷达等领域。

20世纪80年代是数字信号处理算法和理论发展成熟的关键时期。快速傅里叶变换、数字滤波器设计和自适应滤波器设计等都在这一阶段日趋成熟。这些算法和理论为数字信号处理提供了强大的工具,使得信号处理变得更加高效和准确。与此同时,数字信号处理技术开始向更广泛的领域扩展,在通信、雷达、声呐、遥感等领域得到了更广泛的应用。

20世纪90年代,数字信号处理技术开始向更深的层次发展。多媒体技术的兴起为数字信号处理带来了新的发展机遇,CD/DVD播放器、MP3播放器、数字相机、手机等产品的出现,都离不开数字信号处理技术的支持。同时,计算机技术的进步也促进了许多经典算法的优化和新算法的创新,使得数字信号处理系统能够实时处理更复杂的信号和数据。此外,数字信号处理技术也开始在生物医学和临床诊断等领域得到应用,并为这些领域带来了巨大突破。

进入21世纪,数字信号处理技术的发展继续向前推进。在此期间,数字信号处理技术的发展主要集中在算法、硬件和软件等方面,并在许多新兴领域得到应用。随着计算机性能的提升和新的硬件平台的出现,如多核处理器和图形处理器(GPU),使数字信号处理能力得到进一步增强。数字信号处理在人工智能、大数据科学、云计算、物联网等领域的应用不断扩展,为实现更高级别的信号处理和智能化提供了巨大的潜力。

1.2.2　数字信号处理的应用

随着计算机技术的发展以及信号处理算法的创新,数字信号处理技术在过去的几十年飞速发展。由于其具有较高的灵活性、精确度及可靠性,数字系统已经在诸多领域取得应用,例如移动通信、系统控制、生物医学等。在医学领域,数字系统不仅能够处理脑电图、心电图等随时间变化的一维信号,还能够处理超声图像、磁共振图像等随空间变化的二维/三维信号,并在设计医疗仪器时发挥巨大作用。

数字信号处理在磁共振图像重建与处理的过程中起着关键的作用,包括信号采集、重建、滤波、图像增强和运动校正等方面。在采集过程中,数字信号处理技术用于控制和同步梯度线圈、射频线圈和脉冲序列等硬件设备,以确保信号的准确采集。采集到的原始信号是频域数据,需要经过傅里叶反变换等信号处理算法进行重建,从而得到磁共振图像。在得到原始图像后,通过应用图像处理算法,如空间滤波、边缘增强等,可以提高图像的视觉质量、对比度和细节。

此外,数字信号处理还可应用于诸多高级磁共振成像技术。例如,在快速磁共振成像(fast magnetic resonance imaging, Fast MRI)领域,压缩感知算法能够从部分采样的数据中恢复完整的图像,实现加速采集,减少了扫描时间。在减轻患者的不适的同时,抑制了运动伪影的产生。其中用到的小波变换、字典学习、软阈值迭代等算法的实现,都离不开数字信号处理技术的发展。另外,数字信号处理在功能磁共振成像(functional magnetic resonance imaging, fMRI)中扮演着关键角色。fMRI 是一种用于研究大脑活动的非侵入性成像技术,数字信号处理已广泛应用于 fMRI 数据的采集、预处理、分析和解释,从而揭示大脑功能和神经活动的相关信息。通过处理采集到的数字信号,fMRI 能够提供高时间和空间分辨率的图像,帮助研究者理解大脑功能和认知过程的基本原理,以及疾病诊断和治疗的进展。

1.3　小结

本章首先介绍了广义的信号的概念及其数学表示,并将信号大致分为模拟信号与数字信号两类,具体比较了两类信号处理的优势与劣势。通过比较可以发现,数字信号处理由于具有灵活、精准、可靠的特点,在越来越多的领域中得到应用。即使是传统上使用模拟信号处理的领域,也开始尝试将模拟信号转换为数字信号后再进行处理。

此外,我们还介绍了模拟系统与数字系统的基本结构,列举了不同系统处理信号时会用到的基本操作及其作用。数字系统相较于模拟系统多了 A/D 转换器和 D/A 转换器,它们可以将模拟信号转化为数字信号进行处理,并将得到的结果转化为模拟信号后输出,大大拓展了数字信号处理器的应用范围。但是这两个模块也限制了数字系统的工作速度,在某些应用中,数字系统的效率不及同样功能的模拟系统。

最后,我们介绍了数字信号处理发展的历史以及在诸多领域(特别是医学影像领域)的应用。总的来说,数字信号处理技术的发展历程是一个不断向前推进的过程。从最初的基本滤波器设计到现在的多领域应用,数字信号处理技术已经成为信号处理领域的重要分支。在未来,随着算力的提升和人工智能技术的发展,数字信号处理技术将会继续向前发展,迎来新的机遇和挑战,在越来越多的领域为人类的生产和生活带来便利。

第 2 章

离散时间信号与系统

　　本章的重点是介绍常用的离散时间信号,这些信号是用来描述复杂信号的基本函数或者是构建复杂信号的基石,它们可用于描述离散时间系统的一般特性,尤其是线性时不变(LTI)这一类系统。在本章,我们将定义并介绍 LTI 系统的许多重要的时域特性,并且推导一个重要的公式——卷积公式。有了卷积公式,我们就可以计算 LTI 系统对于任意输入信号的输出响应。除了卷积公式之外,我们还将介绍差分方程,它是描述 LTI 系统输入-输出关系的另一种方法。此外,我们还要讲述 LTI 系统的递归和非递归实现。我们重点研究 LTI 系统的原因有两个:第一,有大量的数学方法可以用来分析 LTI 系统;第二,许多实际系统虽然不是 LTI 系统,但是可以用 LTI 系统来近似地处理。

2.1　离散时间信号

　　信号按照时间上是否连续,分为连续时间信号和离散时间信号。离散时间信号 $x(n)$ 是整型自变量的函数。图形化的描述如图 2.1 所示。需要注意的是,离散时间信号在两个连续的样本之间的时刻是没有定义的。此时的 $x(n)$ 在 n 取非整数的时候,并不等于 0,而是没有定义。

　　接下来假设对于所有整数 n, $-\infty < n < \infty$,离散时间信号都有定义,通常我们把 $x(n)$ 视为信号的第 n 个样本,即使信号 $x(n)$ 本身就是时间上离散的(不是通过采样模拟信号得到的)。如果 $x(n)$ 是从模拟信号 $x_a(nT)$ 采样得到的,那么 $x(n) = x_a(nT)$,其中 T 是采样周期。

2.1.1　数字信号的表示方法

　　数字信号 $x(n)$ 是离散时间信号、离散值信号,它是整型自变量的函数,有以下几种表示方法。

（1）函数表示法。

$$x(n) = \begin{cases} 1, & n=1,\ 3 \\ 4, & n=2 \\ 0, & \text{其他} \end{cases} \tag{2-1}$$

（2）图形表示法（见图 2.1）。

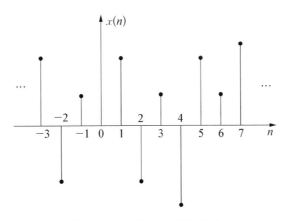

图 2.1　数字信号的图形表示

（3）表格法。

n	⋯	-2	-1	0	1	2	3	⋯
$x(n)$	⋯	0	0	0	2	5	1	⋯

（4）序列表示法。

一个有限长的序列，它的时间零点（$n=0$）由符号 ↑ 指出，这个序列表示为

$$x(n) = \{\ 3,\ 0,\ 1,\ \underset{\uparrow}{3},\ 1,\ 5,\ 8\ \} \tag{2-2}$$

一个序列 $x(n)$，$n<0$ 时的值为零，它的时间零点可以理解为序列最左边的点，该序列可表示为

$$x(n) = \{ \ 0, \ 1, \ 4, \ 1, \ 0, \ 0, \ \cdots \ \} \qquad (2-3)$$

满足条件 $n < 0$ 时 $x(n) = 0$ 的有限长序列可表示为

$$x(n) = \{ \ 0, \ 1, \ 4, \ 1, \ 0 \ \} \qquad (2-4)$$

式(2-2)中的信号包括 7 个样本或点，所以称它为 7 点序列，类似地，式(2-4)中的序列是一个 5 点序列。

2.1.2 常用离散时间信号

在离散时间信号和系统的研究中，会频繁出现许多基本的信号，它们起到非常重要的作用，其中离散时间信号有如下几种常用的典型序列。

（1）单位采样序列 $\delta(n)$，定义为

$$\delta(n) = \begin{cases} 1, & n = 0 \\ 0, & \text{其他} \end{cases} \qquad (2-5)$$

由上述定义可知，单位采样序列除了在 $n = 0$ 处的值为 1 外，其他处的值均为 0，这类信号有时可视为单位冲激。与模拟信号 $\delta(t)$ 不同，虽然它也称为单位冲激，并且也定义为除了 $t = 0$ 外处处值为 0，但是 $\delta(t)$ 还具有单位面积。单位采样序列在算术上并没有那么复杂，$\delta(n)$ 的图形如图 2.2 所示。

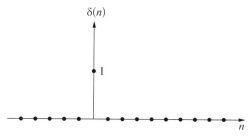

图 2.2 单位采样序列的图形表示

（2）单位阶跃序列 $u(n)$，定义为

$$u(n) = \begin{cases} 1, & n \geqslant 0 \\ 0, & n < 0 \end{cases} \qquad (2-6)$$

图 2.3 画出了单位阶跃信号。

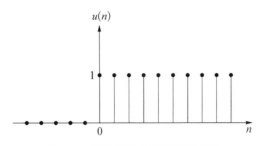

图 2.3 单位阶跃序列的图形表示

单位采样序列 $\delta(n)$ 与单位阶跃序列 $u(n)$ 之间的关系如下：

$$u(n) = \sum_{k=0}^{\infty} \delta(n-k) \tag{2-7}$$

如式(2-7)所示，$u(n)$ 可以表示为一系列单位采样序列的移位和，$\delta(n)$ 与 $u(n)$ 的关系如图 2.4 所示。

$$\delta(n) = u(n) - u(n-1) \tag{2-8}$$

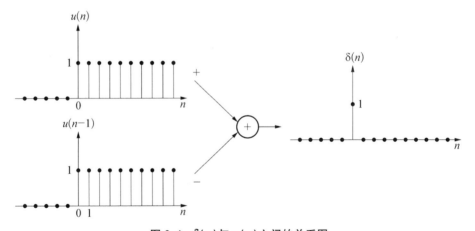

图 2.4 $\delta(n)$ 与 $u(n)$ 之间的关系图

（3）矩形序列，定义为

$$R_N(n) = \begin{cases} 1, & 0 \leqslant n \leqslant N-1 \\ 0, & 其他 \ n \end{cases} \tag{2-9}$$

N 称为矩形序列的长度。矩形序列可以用单位阶跃序列的组合表示：

$$R_N(n) = u(n) - u(n-N) \tag{2-10}$$

图 2.5 画出了 $N=4$ 的矩形序列。

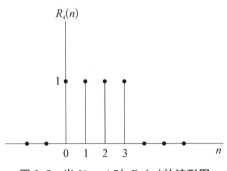

$R_4(n)$

1

0　1　2　3　　n

图 2.5　当 $N=4$ 时，$R_4(n)$ 的波形图

（4）实指数序列，定义为

$$x(n)=a^n u(n), \quad a \text{ 为实数} \tag{2-11}$$

若 $|a|<1$，$x(n)$ 的幅度随 n 的增大而减小，$x(n)$ 为收敛序列；若 $|a|>1$，$x(n)$ 为发散序列。两种情况的图形如图 2.6 所示。

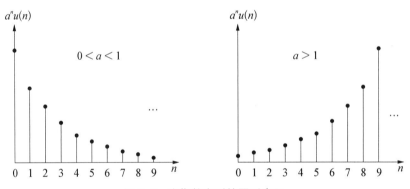

图 2.6　实指数序列的图形表示

（5）复指数序列，定义为

当 a 为复数时，它可表示为 $a \equiv re^{j\theta}$，其中 r 和 θ 为参数。因此代入 $x(n)=a^n$ 可得

$$
\begin{aligned}
x(n) &= (re^{j\theta})^n \\
&= r^n e^{j\theta n} \\
&= r^n(\cos\theta n + j\sin\theta n)
\end{aligned} \tag{2-12}
$$

其中，$x(n)$ 的实部 $x_R(n)$ 和虚部 $x_I(n)$ 如下：

$$x_{\mathrm{R}}(n) \equiv r^n \cos\theta n \tag{2-13}$$

$$x_{\mathrm{I}}(n) \equiv r^n \sin\theta n \tag{2-14}$$

图 2.7 为 $r=0.9$ 和 $\theta=\pi/10$ 时的 $x_{\mathrm{R}}(n)$ 和 $x_{\mathrm{I}}(n)$ 的图形。可以看到,信号 $x_{\mathrm{R}}(n)$ 和 $x_{\mathrm{I}}(n)$ 是指数衰减的余弦函数和指数衰减的正弦函数。如果 $r=1$,则不会出现衰减。$x(n)$、$x_{\mathrm{R}}(n)$ 和 $x_{\mathrm{I}}(n)$ 具有固定的单位幅值。

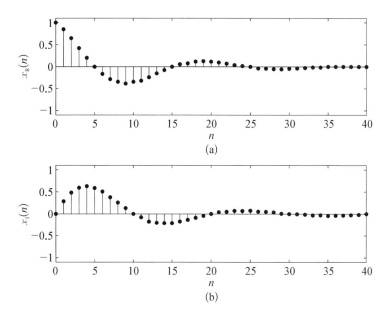

图 2.7　复指数信号的实部和虚部

(a) 实部;(b) 虚部

(6) 正弦序列,定义为

$$x(n) = \sin(\omega n) \tag{2-15}$$

式中,ω 称为正弦序列的数字角频率,单位是弧度,表示序列变化的速率。若 $\sin(\omega n)$ 是由模拟信号 $x_{\mathrm{a}}(t)$ 采样得到的,则

$$x_{\mathrm{a}}(t) = \sin(\Omega t) \tag{2-16}$$

$$x_{\mathrm{a}}(t)\mid_{t=nT} = \sin(\Omega n T) \tag{2-17}$$

数字角频率 ω 与模拟角频率 Ω 之间的关系为

$$\omega = \Omega T = \frac{\Omega}{f_{\mathrm{s}}} \tag{2-18}$$

式中，T 为采样周期，f_s 为采样频率。

2.1.3 离散时间信号常见的特征、描述参数

用数学方法分析离散时间信号和系统依赖于信号的特征。在这一节中，我们将介绍离散时间信号常见的特征、描述参数。

1) 信号能量

信号 $x(n)$ 的能量 E_x 定义为

$$E_x = \sum_{n=-\infty}^{\infty} |x(n)|^2 \qquad (2-19)$$

信号能量使用幅度平方值的积分来描述，该定义既适用于复数信号又适用于实数信号。信号的能量可以是有限的，也可以是无限的，比如，收敛信号的能量为有限，发散信号的能量为无限。如果 E_x 有限 $(0 < E_x < \infty)$，那么 $x(n)$ 称为能量信号。下标 x 强调 E_x 是信号 $x(n)$ 的能量。

2) 信号功率

离散时间信号 $x(n)$ 的平均功率定义为

$$P = \lim_{N\to\infty} \frac{1}{2N+1} \sum_{n=-N}^{N} |x(n)|^2 \qquad (2-20)$$

在有限区间 $-N \leqslant n \leqslant N$ 内定义 $x(n)$ 的信号能量为

$$E_N \equiv \sum_{n=-N}^{N} |x(n)|^2 \qquad (2-21)$$

那么信号能量 E 可以表示为

$$E \equiv \lim_{N\to\infty} E_N \qquad (2-22)$$

信号 $x(n)$ 的平均功率可表示为

$$P \equiv \lim_{N\to\infty} \frac{1}{2N+1} E_N \qquad (2-23)$$

从以上公式可以看出，如果信号能量 E 有限，则 $P=0$。如果信号能量 E 无限，那么平均功率 P 可以是有限或无限的。如果 P 有限(不等于 0)，那么称信号 $x(n)$ 为功率信号。

例 2.1　计算单位阶跃序列的功率和能量。

解：单位阶跃序列的平均功率为

$$P = \lim_{N \to \infty} \frac{1}{2N+1} \sum_{n=0}^{N} u^2(n)$$

$$= \lim_{N \to \infty} \frac{N+1}{2N+1} = \lim_{N \to \infty} \frac{1+1/N}{2+1/N} = 1/2$$

因此,单位阶跃序列的平均功率为 1/2,是功率信号,它的能量是无限的。

3) 周期信号

周期信号定义为存在一个最小的正整数 N,使得式(2-24)成立

$$x(n) = x(n+N), \quad -\infty < n < \infty \tag{2-24}$$

该最小正整数 N 称为(基本)周期。如果没有满足式(2-24)的 N 值,那么该信号就称为非周期或不定期信号。下面为周期信号的一个例子,正弦信号 $x(n)$ 满足

$$x(n) = \sin\left(\frac{\pi}{4}n\right)$$
$$= \sin\left[\frac{\pi}{4}(n+8)\right] \tag{2-25}$$

可以看到信号 $x(n)$ 的周期 $N = 8$,它的图形表示如图 2.8 所示。

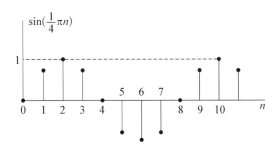

图 2.8　$N = 8$ 的周期信号的图形

如果周期信号 $x(n)$ 在一个单周期内取有限值,那么在一个周期内,即在区间 $0 \leqslant n \leqslant N-1$ 内,$x(n)$ 的能量是有限的。但是,对于 $-\infty < n < \infty$,周期信号的能量是无限的。另一方面,周期信号的平均功率是有限的,并且等于

一个单周期内的平均功率。因此,如果 $x(n)$ 是基本周期为 N 的周期信号,并且在单周期内取值有限,那么它的功率为

$$P = \frac{1}{N} \sum_{n=0}^{N-1} |x(n)|^2 \qquad (2-26)$$

所以,周期信号是功率信号。

4) 奇信号和偶信号

奇信号的定义如下:

$$x(n) = -x(-n) \qquad (2-27)$$

奇信号也称为反对称信号,$x(0)=0$,如图 2.9 所示。

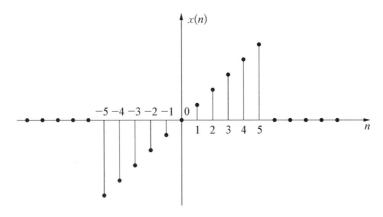

图 2.9　奇信号的实例

偶信号的定义如下:

$$x(n) = x(-n) \qquad (2-28)$$

偶信号也称为对称信号,如图 2.10 所示。

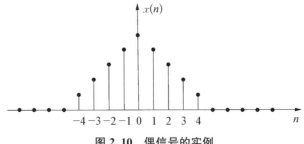

图 2.10　偶信号的实例

任何一个实信号都可以分解成偶信号 $x_e(n)$ 和奇信号 $x_o(n)$ 的和，即

$$x(n) = x_e(n) + x_o(n) \tag{2-29}$$

反过来可以得到

$$x_e(n) = \frac{1}{2}[x(n) + x(-n)] \tag{2-30}$$

$$x_o(n) = \frac{1}{2}[x(n) - x(-n)] \tag{2-31}$$

5) 复数的共轭对称信号和共轭反对称信号

共轭对称信号定义如下：

$$x(n) = x^*(-n) \tag{2-32}$$

$x^*(n)$ 表示 $x(n)$ 的共轭。

共轭反对称信号定义如下：

$$x(n) = -x^*(-n) \tag{2-33}$$

任何复信号都可以分解成共轭对称信号 $x_e(n)$ 和共轭反对称信号 $x_o(n)$ 之和：

$$x(n) = x_e(n) + x_o(n) \tag{2-34}$$

反过来可以得到

$$x_e(n) = \frac{1}{2}[x(n) + x^*(-n)] \tag{2-35}$$

$$x_o(n) = \frac{1}{2}[x(n) - x^*(-n)] \tag{2-36}$$

2.1.4　离散时间信号的基本运算

离散时间信号的处理包含对自变量和信号幅度的简单更改或者处理操作，具体包含以下几种。

1) 序列移位

将自变量 n 替换成 $n-k$（k 为整数)，也就是将 $x(n)$ 在时间上平移。若

$k>0$,序列向右平移(时间上延迟)k个单位,若$k<0$,序列向左平移(时间上超前)$|k|$个单位。序列移位的数学表示见式(2-37):

$$y(n)=x(n-k) \tag{2-37}$$

如果信号$x(n)$存储于磁带、磁盘或计算机的存储器内,那么通过引入延迟或超前来改变信号起点就是一个相对简单的操作。另外,如果信号不是存储的,而是由某个物理现象实时产生的,那么就不可能在时间上超前该信号,因为这样操作所需要的样本还没有产生。然而,通常可以在已经产生的信号样本中插入一定的延迟,但是在物理上却无法看到未来的信号样本。所以,在实时信号处理应用中,超前信号起点的操作是物理上是不可实现的。

2) 序列翻转

将自变量n替换成$-n$,也就是将$x(n)$在时间上翻转(见图2.11)

$$y(n)=x(-n) \tag{2-38}$$

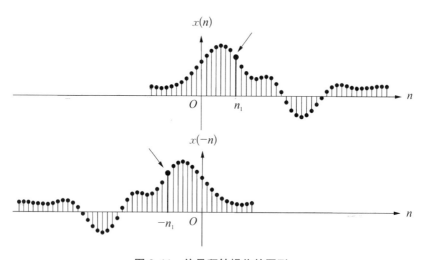

图 2.11   信号翻转操作的图形

例 2.2   信号$x(n)$如图2.12(a)所示,画出信号$x(n-3)$和$x(n+2)$的图形。

解: 信号$x(n-3)$如图2.12(b)所示,信号$x(n+2)$如图2.12(c)所示。

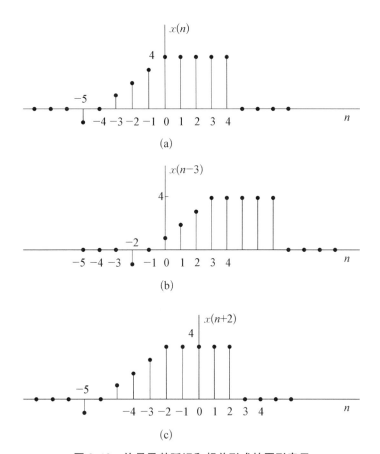

图 2.12　信号及其延迟和超前形式的图形表示

3）序列加、乘和缩放

对离散时间信号的幅度修改包括加、乘和缩放。

序列加法是相同序号的序列值逐项对应相加（见图 2.13）：

$$y(n) = x_1(n) + x_2(n), \quad -\infty < n < \infty \qquad (2-39)$$

两个信号的乘积类似地定义为样本对样本的积，即

$$y(n) = x_1(n) \cdot x_2(n), \quad -\infty < n < \infty \qquad (2-40)$$

信号的幅度缩放常数 c 是通过对每个信号样本乘以 c 实现的。因此得到

$$y(n) = c \cdot x(n), \quad -\infty < n < \infty \qquad (2-41)$$

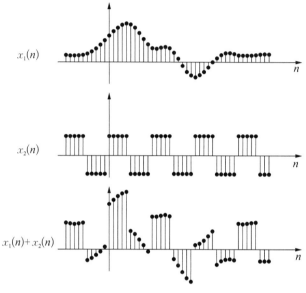

图 2.13　信号的加法

4) 序列抽样

$$y(n) = x(c \cdot n) \qquad\qquad (2-42)$$

式中,c 为正整数,且当 $c > 1$ 时,$x(c \cdot n)$ 表示每 c 个点中抽取一个点。当 $0 < c < 1$ 时,$x(c \cdot n)$ 表示每两个点之间插入 $1/c - 1$ 个零值。序列的插取与序列的插值如图 2.14 所示。

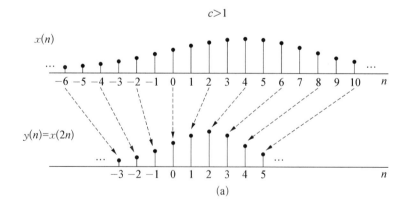

(a)

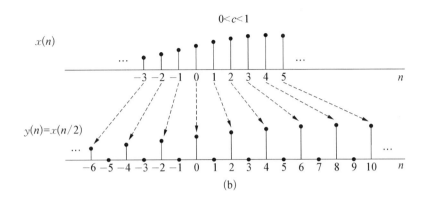

图 2.14　序列的抽取与序列的插值

(a) 序列的抽取(下采样);(b) 序列的插值(上采样)

2.2　离散时间系统

2.2.1　离散时间系统简介

在许多数字信号处理应用中,我们希望能设计出一个器件或算法,用来对离散时间信号执行某些规定的运算,这样的器件或算法称为离散时间系统。具体来说,离散时间系统就是根据某种详细定义的规则,对输入或激励的离散时间信号进行运算,以生成称为系统输出或响应的另一个离散时间信号。通常,我们把系统视为对输入信号 $x(n)$ 进行一种运算或一组运算,以生成输出信号 $y(n)$。我们说,输入信号 $x(n)$ 被系统转换成信号 $y(n)$,并将 $x(n)$ 和 $y(n)$ 的一般关系表示为

$$y(n) = T[x(n)] \tag{2-43}$$

时域离散系统的输入为 $x(n)$,经过规定的运算,系统输出序列用 $y(n)$ 表示。$T[\cdot]$ 表示系统。符号 T 表示系统对 $x(n)$ 进行的转换(运算)或处理以生成 $y(n)$。图 2.15 用图形化方法描述了式(2-43)的数学关系。

2.2.2　系统的输入-输出描述

离散时间系统的输入-输出描述由数学表达式或规则组成,明确定义了输入和输出信号之间的关系。系统的具体内部结构通常是未知的或被忽略的,

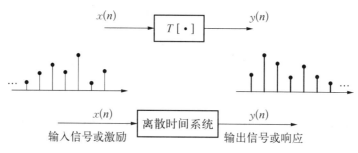

图 2.15   离散时间系统的结构

因此与系统交互的唯一方式是利用其输入和输出端口。为了表达这个观点，我们使用图 2.15 描述的图形表示，以及式(2 - 43)中的一般输入-输出关系式，或等价的符号

$$x(n) \xrightarrow{\ T\ } y(n) \qquad\qquad (2-44)$$

式(2 - 44)说明 $y(n)$ 是系统 T 对激励 $x(n)$ 的响应。

例 2.3   计算系统 $y(n) = [x(n+1) + x(n) + x(n-1)]/3$ 对输入信号 $x(n)$ 的响应，其中 $x(n)$ 表示为

$$x(n) = \begin{cases} |n|, & -3 \leqslant n \leqslant 3 \\ 0, & 其他 \end{cases} \qquad (2-45)$$

解： 这个系统的输出在任何时刻都是当前样本值、最近的过去样本值以及最近的将来样本值的平均。因此该系统是一个滑动滤波器。

$$x(n) = \{ \cdots, \ 0, \ 3, \ 2, \ 1, \ \underset{\uparrow}{0}, \ 1, \ 2, \ 3, \ 0, \ \cdots \}$$

例如，在 $n = 0$ 时刻时，输出为

$$y(0) = [x(-1) + x(0) + x(1)]/3 = 2/3$$

对每个 n 值重复计算，就得到输出信号

$$y(n) = \{ \cdots, \ 0, \ 1, \ 5/3, \ 2, \ 1, \ \underset{\uparrow}{2/3}, \ 1, \ 2, \ 5/3, \ 1, \ 0, \ \cdots \}$$

我们注意到，例 2.3 中的系统在 $n = n_0$ 时刻的输出不仅依赖于 $n = n_0$ 时刻的输入值，而且还依赖于 $n = n_0$ 前、后的作用到系统的输入值。

2.2.3   离散时间系统的结构表示

系统的表示除了用输入和输出，还可以用结构图来表示，也就是后面我们

介绍的系统差分方程的框图表示。为此,我们需要定义一些可以相互连接以构建复杂系统的基本运算单元。

1) 加法器

图 2.16 所示的系统(加法器)用于执行两个信号序列相加以构成另一个(和)序列,这个和序列表示为 $y(n)$。 需要注意的是,加法运算是无记忆的,即无须存储任何一个序列。

2) 常数乘法器

图 2.17 描述了这个运算,它的表达式仅仅是对输入 $x(n)$ 增加了一个缩放因子。该运算同样也是无记忆的。

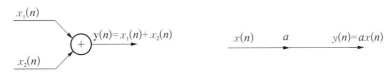

图 2.16　加法器的图形表示　　　　　图 2.17　常数乘法器的图形表示

3) 信号乘法器

图 2.18 示例了两个信号序列相乘构成另一个(积)序列,这个序列在图中表示为 $y(n)$。该运算是无记忆的。

4) 单位延迟元件

单位延迟是一个特殊的系统,它仅仅将通过它的信号延迟一个样本。图 2.19 画出了这样的系统。如果输入信号是 $x(n)$,则输出为 $x(n-1)$。 实际上,样本 $x(n-1)$ 在 $n-1$ 时刻就存储在存储器中,在 n 时刻再从存储器中取出,这样就构成了 $y(n)=x(n-1)$。

因此,这个基本运算单元是需要存储器的。我们用符号 Z^{-1} 来表示单位延迟。这在第 3 章讨论 Z 变换时,将经常看到。

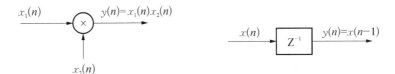

图 2.18　信号乘法器的图形表示　　　　图 2.19　单位延迟元件的图形表示

5）单位超前元件

与单位延迟相比，单位超前元件将输入信号 $x(n)$ 在时间上向前移动一个样本以生成 $x(n+1)$。图 2.20 使用运算符 Z 来表示单位超前操作。需要注意的是，任何单位超前元件在实时中是物理上不可实现的，因为这涉及观察信号的未来。然而，在非实时应用中，如果信号被存储在计算机的存储器内，就可以在任意时间提取任何样本，从而实现对信号 $x(n)$ 的超前操作。

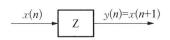

图 2.20　单位超前元件的图形表示

例 2.4　利用上面介绍的基本运算单元，画出离散时间系统的结构图表示，已知它的输入-输出关系为

$$y(n) = \frac{1}{4}y(n-1) + \frac{1}{2}x(n) + \frac{1}{2}x(n-1) \tag{2-46}$$

其中，$x(n)$ 是输入，$y(n)$ 是系统的输出。

解：根据式（2-46），通过将输入 $x(n)$ 乘以 0.5，先前的输入 $x(n-1)$ 乘以 0.5，将两个乘积相加，然后再加上先前输出 $y(n-1)$ 的 1/4，就得到了输出 $y(n)$。图 2.21(a)画出了该系统的实现结构。对式（2-46）做简单的重新排列，即

$$y(n) = \frac{1}{4}y(n-1) + \frac{1}{2}[x(n) + x(n-1)] \tag{2-47}$$

图 2.21(b)展示了实际的结构。如果从外部视角看待系统，我们并不关心其具体实现方式。但如果从内部角度看待系统，我们可以了解其基本运算单元的配置。通过这种实现方式，我们可以观察到，当所有延迟器在 $n = n_0$ 时的值为零（所有存储器被清零），系统在 $n = n_0$ 时处于弛豫状态。

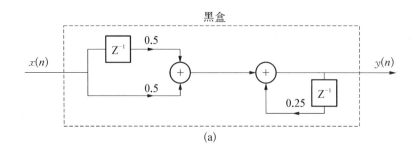

(a)

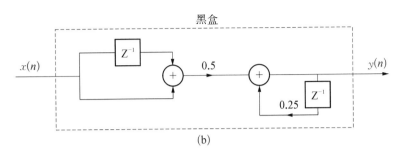

图 2.21　系统 $y(n) = 0.25y(n-1) + 0.5x(n) + 0.5x(n-1)$ 的实现结构图

2.2.4　离散时间系统的分类

在分析和设计系统时,需要根据系统的特性对其进行分类。本书介绍的用于离散时间系统分析和设计的数学方法在很大程度上依赖于所考虑系统的一般特性。因此,我们有必要介绍描述系统一般特性的各种性质和分类。需要强调的是,系统若具有特定性质,则该性质必须对所有可能的输入信号都成立。如果某个性质只对某些输入信号成立,则该系统就不具有该性质。因此,一个反例就足以证明系统不具有某种性质。然而,为了证明系统具有某个性质,必须证明该性质对所有可能的输入信号都成立。

1)静态系统(无记忆)与动态系统(存储)

在离散时间系统中,如果系统在某一时刻 n 的输出仅依赖于该时刻的输入样本,而与过去或未来的输入样本无关,则称该系统为静态或无记忆系统。若输出还受到区间 $n - N$($N \geqslant 0$)到 n 内的输入样本影响,则该系统具有长为 N 的存储。当 $N = 0$ 时,系统为静态;当 $0 < N < \infty$ 时,系统为有限存储;若 $N = \infty$,则系统为无限存储。图 2.22 为磁共振中的存储系统和无记忆系统的例子。正常磁共振成像用于获得健康人的图像,输出仅依赖于当前输入样本(所测量的磁共振信号),而阿尔茨海默病(Alzheimer's disease, AD)MRI 可能需要考虑患者的大脑结构的变化随时间的演变,以进行更准确的诊断,因此可能受过去、现在、将来的输入样本的影响。

无记忆系统例如

$$y(n) = nx(n) + bx^3(n) \qquad (2-48)$$

通常由形式为

$$y(n) = T[x(n), n] \tag{2-49}$$

的输入-输出方程来描述，这里并不包括延迟元件(存储器)。

动态系统或具有存储器的系统例如

$$y(n) = \sum_{k=0}^{n} x(n-k) \tag{2-50}$$

$$y(n) = \sum_{k=0}^{\infty} x(n-k) \tag{2-51}$$

式(2-49)描述的系统具有有限存储，而式(2-50)描述的系统具有无限存储。

MRI 中的存储系统和无记忆系统如图 2.22 所示。

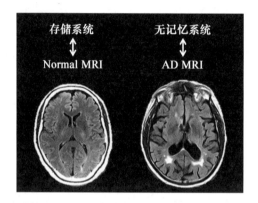

图 2.22   MRI 中的存储系统和无记忆系统

2) 时不变系统与时变系统

我们可以把一般的系统再分为两大类：时不变系统和时变系统。如果系统的输入输出特性不随时间变化，为时不变系统。将输入信号在时间上延迟 k 个单元，产生 $x(n-k)$，并再次作用到同一个系统。如果系统特性不随着时间变化，那么该系统的输出就是 $y(n-k)$，也就是系统的输出与对 $x(n)$ 的响应相同，只是时间上延迟了 k 个单位，这与输入的延迟相同。

一个弛豫系统 T 是时不变或者平移不变系统，当且仅当

$$x(n) \xrightarrow{T} y(n) \tag{2-52}$$

这意味着，对任何输入信号 $x(n)$ 和任意时间平移量 k，

$$x(n-k) \xrightarrow{T} y(n-k) \tag{2-53}$$

例 2.5　检验下列案例是时不变系统还是时变系统(见图 2.23)。

解：(a) 这个系统的输入-输出方程为

$$y(n) = T[x(n)] = x(n) - x(n-1) \tag{2-54}$$

当输入在时间上延迟了 k 个单位,并作用到系统时,从结构图可见[见图 2.23(a)],系统的输出为

$$y(n, k) = x(n-k) - x(n-k-1) \tag{2-55}$$

此外,如果将 $y(n)$ 在时间上延迟 k 个单位,那么就有

$$y(n-k) = x(n-k) - x(n-k-1) \tag{2-56}$$

由此满足 $y(n, k) = y(n-k)$。 因此,该系统是时不变的。

(b) 这个系统的输入-输出方程为

$$y(n) = T[x(n)] = nx(n) \tag{2-57}$$

该系统对 $x(n-k)$ 的响应为

$$y(n, k) = nx(n-k) \tag{2-58}$$

此外,如果将 $y(n)$ 在时间上延迟 k 个单位,那么就有

$$\begin{aligned} y(n-k) &= (n-k)x(n-k) \\ &= nx(n-k) - kx(n-k) \end{aligned} \tag{2-59}$$

由于 $y(n, k) \neq y(n-k)$,所以该系统是时变的[见图 2.23(b)]。

(c) 这个系统的输入-输出方程为

$$y(n) = T[x(n)] = x(-n) \tag{2-60}$$

该系统对 $x(n-k)$ 的响应为

$$y(n, k) = T[x(n-k)] = x(-n-k) \tag{2-61}$$

此外,如果将 $y(n)$ 在时间上延迟 k 个单位,那么就有

$$y(n-k) = x(-n+k) \tag{2-62}$$

由于 $y(n, k) \neq y(n-k)$,所以该系统是时变的[见图 2.23(c)]。

(d) 这个系统的输入-输出方程为

$$y(n) = x(n)\cos\omega_0 n \qquad (2-63)$$

该系统对 $x(n-k)$ 的响应为

$$y(n, k) = x(n-k)\cos\omega_0 n \qquad (2-64)$$

此外,如果将 $y(n)$ 在时间上延迟 k 个单位,那么就有

$$y(n-k) = x(n-k)\cos\omega_0(n-k) \qquad (2-65)$$

由于 $y(n, k) \neq y(n-k)$,所以该系统是时变的[见 2.23(d)]。

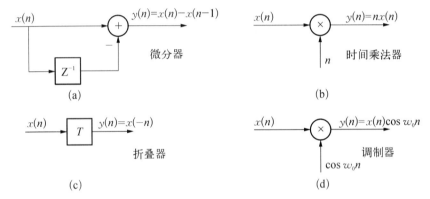

图 2.23   时不变系统(a)及时变系统(b)～(d)的实例

3) 线性系统与非线性系统

定义   一个系统是线性的,当且仅当对任意输入序列 $x_1(n)$ 和 $x_2(n)$,以及任意常数 a_1 和 a_2,满足叠加原理

$$y_1(n) = T[x_1(n)], \ y_2(n) = T[x_2(n)]$$
$$T[a_1 x_1(n) + a_2 x_2(n)] = T[a_1 x_1(n)] + T[a_2 x_2(n)] \qquad (2-66)$$
$$= a_1 T[x_1(n)] + a_2 T[x_2(n)]$$
$$= a_1 y_1(n) + a_2 y_2(n)$$

图 2.24 为叠加性的图示说明,当且仅当 $y(n) = y'(n)$ 时 T 为线性。

式(2-66)所包含的线性条件,通过归纳,可以扩展到信号的任意加权组合。通常,可以得到

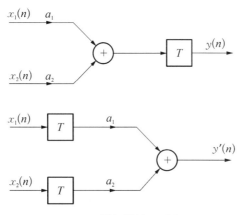

图 2.24　叠加性的图形表示

$$x(n) = \sum_{k=1}^{M-1} a_k x_k(n) \xrightarrow{T} y(n) = \sum_{k=1}^{M-1} a_k y_k(n) \qquad (2-67)$$

其中

$$y_k(n) = T[x_k(n)], \quad k = 1, 2, \cdots, M-1 \qquad (2-68)$$

在一个弛豫线性系统中,零输入产生零输出。如果零输入产生非零输出,那么该系统可能是非弛豫的或者是非线性的。如果一个弛豫系统不满足定义所给出的叠加性,那么它就是非线性的。

例 2.6　$y(n) = ax(n) + b$ （a 和 b 是常数）,该系统是否为线性系统?

解：假设该系统分别由 $x_1(n)$ 和 $x_2(n)$ 激励,那么就会得到相应输出

$$y_1(n) = T[x_1(n)] = ax_1(n) + b$$
$$y_2(n) = T[x_2(n)] = ax_2(n) + b \qquad (2-69)$$

$x_1(n)$ 和 $x_2(n)$ 的线性组合产生的输出为

$$y(n) = T[x_1(n) + x_2(n)] = ax_1(n) + ax_2(n) + b \qquad (2-70)$$

由于 $y(n) \neq y_1(n) + y_2(n)$,因此,该系统不是线性系统。

4) 因果系统与非因果系统

因果离散时间系统的定义如下：n 时刻系统的响应仅取决于当前和过去的输入,而与将来的输入无关,那么该系统为因果系统,输出满足如下形式的方程,其中 $f[\cdot]$ 是某个任意函数：

$$y(n) = f[x(n), x(n-k), y(n-m)] \quad k > 0, m > 0 \quad (2-71)$$

不满足上述定义则为非因果系统,该系统的输出还依赖于将来的输入:

$$y(n) = f[x(n+1), x(n+2), \cdots] \quad (2-72)$$

在实时信号处理应用中,由于无法观察信号的未来值,因此物理上无法实现非因果系统(不能执行)。然而,如果信号已经被记录以供脱机处理,那么就有可能实现非因果系统,因为在处理过程中所有信号值都是可用的。这种情况在地球物理信号和图像处理中经常出现。

例 2.7　下列由输入-输出方程描述的系统是否为因果系统?

(a) $y(n) = x(n) + 3x(n+4)$

(b) $y(n) = x(n^2)$

(c) $y(n) = x(2n)$

(d) $y(n) = x(-n)$

(e) $y(n) = x(n) - x(n-1)$

解: (a)(b)(c)和(d)部分所描述的系统很明显是非因果的,因为它们的输出依赖于输入的将来值。(d)部分中,当选择 $n = -1$ 时,得到的输出为 $y(-1) = x(1)$。因此在 $n = -1$ 时的输出依赖于 $n = 1$ 时的输入,在时间上这是将来的两个单位后的值。(e)部分系统是因果的,因为它的输出只依赖于当前和过去的输入。

5) 稳定系统与非稳定系统

稳定是系统中至关重要的一个属性,在实际应用中必须加以考虑。不稳定的系统通常表现出不规律和极端的特性,并且在实际执行中可能导致溢出。这里我们将对数学上的稳定系统定义进行讨论,后面章节会将其应用于线性时不变系统。

定义　一个任意的弛豫系统称为有界输入-有界输出(BIBO)稳定,当且仅当每个有界输入产生有界的输出时。

输入序列 $|x(n)|$ 和输出序列 $|y(n)|$ 满足:

若　　　　　　　　　　　　$|x(n)| \leqslant R < \infty$

则有　　　　　　　　　　　$|y(n)| \leqslant Q < \infty$ 　　　　(2-73)

系统的稳定性是一个重要属性,不稳定系统往往显示出不规律的、极端的特性,这里我们从数学上定义稳定系统就是有界的输入经过系统产生有界的输出,如果有界的输入产生无界的输出,就是不稳定系统。

2.3　离散时间线性时不变系统的分析

根据系统的特性和属性不同,我们对其进行了分类,包括线性、因果、稳定和时不变等。在这种分类的基础上,我们将重点分析一类重要的系统,即线性时不变(LTI)系统。具体而言,我们将说明这些系统的时域特征是通过它们对单位采样序列的响应来描述的,并且任何输入信号都可以分解并表示为单位采样序列的加权和。由于系统的线性时不变性,系统对任何输入信号的响应可以表示为单位采样响应的形式。我们将推导这种关系的一般表达形式称为卷积和或卷积公式,以便计算线性时不变系统对任何输入信号的输出。

1) 定义

离散时间线性时不变系统是指在离散时间域中,具有线性和时不变性质的系统。从线性的角度来看,离散时间线性系统具有两个重要的性质:可加性和齐次性。可加性意味着系统对于输入信号的响应等于各个输入信号的响应之和。换句话说,如果系统对于输入信号 $x_1(n)$ 的响应是 $y_1(n)$,对于输入信号 $x_2(n)$ 的响应是 $y_2(n)$,那么系统对于输入信号 $x_1(n) + x_2(n)$ 的响应就是 $y_1(n) + y_2(n)$。齐次性则表明,如果系统对于输入信号 $x(n)$ 的响应是 $y(n)$,那么对于输入信号 $ax(n)$ 的响应就是 $ay(n)$,其中,a 是一个常数。

从时不变性的角度来看,离散时间线性系统的响应不随时间的改变而改变。换句话说,系统对于输入信号的响应在时间上是固定的,与信号的时间偏移无关。如果系统对于输入信号 $x(n)$ 的响应是 $y(n)$,那么对于延迟 k 个单位时间的输入信号 $x(n-k)$ 的响应也是 $y(n-k)$。

因此,离散时间线性时不变系统的定义可以简要总结如下:对于任意输入信号,系统的响应具有可加性和齐次性,且不随时间的变化而变化。

2) 线性时不变系统响应的分析方法

有两种分析线性系统对给定输入信号反应或者响应的方法。一种是基于系统输入-输出方程的直接求解方法,通常,输入-输出方程的形式为

$$y(n) = F[y(n-1), y(n-2), \cdots, y(n-N),$$
$$x(n), x(n-1), \cdots, x(n-M)] \tag{2-74}$$

其中，$F[\cdot]$ 在方括号内表示各个量的某些函数。特别地，对 LTI 系统，它的输入-输出关系的一般形式为

$$y(n) = -\sum_{k=1}^{N} a_k y(n-k) + \sum_{k=0}^{M} b_k x(n-k) \tag{2-75}$$

其中，a_k 和 b_k 是确定系统的常数参数。输入-输出关系式(2-74)称为差分方程，这表明差分方程是描述离散时间 LTI 系统特性的一种方法。

第二种分析线性系统对给定输入信号响应的方法是，首先将输入信号分解成基本信号的和。基本信号的选择，要使得系统对每个信号分量的响应易于求解。然后，利用系统的线性特性，将系统对基本信号的响应相加就得到了系统对给定输入信号的总响应。如果对输入信号的特性不做限制，那么将输入信号分解为单位采样(冲激)序列的加权，可以证明下列运算是方便且应用十分普遍的，即首先需要求解系统对单位采样序列的响应，然后再利用线性系统的缩放和乘法特性来求解。

在第二种方法中，我们将讲述如何将离散时间信号分解为冲激信号。对于任意输入 $x(n)$，选择基本信号 $x_k(n)$ 为

$$x_k(n) = \delta(n-k) \tag{2-76}$$

其中，k 表示单位采样序列的延迟。为了处理具有无限长非零值的任意信号 $x(n)$，该组的单位冲激也必须是无限的，以构成无限数量的延迟。现在将 $x(n)$ 和 $\delta(n-k)$ 相乘，根据单位冲激序列的特性得到

$$x(n)\delta(n-k) = x(k)\delta(n-k) \tag{2-77}$$

该序列除了在 $n=k$ 处的值为 $x(k)$ 外，其他处的值为零。因此，如果要重复计算所有可能延迟 k 的乘积，$-\infty < k < \infty$，并将所有序列相加，那么结果也是一个等于 $x(n)$ 的序列，即

$$x(n) = \sum_{k=-\infty}^{\infty} x(k)\delta(n-k) \tag{2-78}$$

例 2.8 已知一个有限长序列的特殊情况为

$$x(n) = \{\ 2,\ \underset{\uparrow}{4},\ 0,\ 3\ \}$$

将序列 $x(n)$ 分解成加权冲激序列的和。

解：因为 $x(n)$ 在 $n=-1,0,2$ 时刻的值为非零，所以需要三个延迟在 $k=-1,0,2$ 处的冲激。由式(2-78)得

$$x(n)=2\delta(n+1)+4\delta(n)+3\delta(n-2)$$

2.3.1 LTI 对任意输入的响应：卷积和

将任意的输入信号 $x(n)$ 分解成冲激的加权和后，就可以计算任何弛豫系统对任意输入信号的响应。首先，用特殊的符号 $h(n,m)$ 表示系统对输入单位采样序列在 $n=m$ 处的响应 $y(n,m)$，$-0<m<\infty$，即

$$y(n,m)\equiv h(n,m)=T[\delta(n-m)] \tag{2-79}$$

在式(2-79)中，我们注意到，n 是时间变量，m 是显示了输入冲激位置的参数。如果在输入端的冲激缩放了一个量 $c_m\equiv x(m)$，那么系统的响应也相应缩放了输出，即

$$c_m h(n,m)=x(m)h(n,m) \tag{2-80}$$

最后，如果输入表示为加权冲激和的任意信号 $x(n)$[见式(2-78)]，那么系统对 $x(n)$ 的响应也是相应加权输出的和，由线性系统的叠加行可得

$$\begin{aligned}
y(n)=T[x(n)]&=T\Big[\sum_{m=-\infty}^{\infty}x(m)\delta(n-m)\Big]\\
&=\sum_{m=-\infty}^{\infty}x(m)T[\delta(n-m)]\\
&=\sum_{m=-\infty}^{\infty}x(m)h(n,m)
\end{aligned} \tag{2-81}$$

在推导式(2-81)时，我们利用了系统的线性特性而不是它的时不变特性。因此式(2-81)可以应用到任何弛豫线性(时变)系统。如果系统是时不变的，那么式(2-81)可以大大简化。如果 LTI 系统对单位采样序列 $\delta(n)$ 的响应表示为 $h(n)$，即

$$h(n)\equiv T[\delta(n)] \tag{2-82}$$

那么根据时不变性，系统对延迟的单位采样序列 $\delta(n-m)$ 为

$$h(n-m)=T[\delta(n-m)] \tag{2-83}$$

因此,式(2-81)简化为

$$y(n) = \sum_{m=-\infty}^{\infty} x(m)h(n-m) \tag{2-84}$$

式(2-84)称为卷积和。我们描述为输入 $x(n)$ 和冲激响应 $h(n)$ 的卷积产生了输出 $y(n)$。上述公式表明,对于任意输入信号的 LTI 系统的响应,等于系统单位冲击响应和该输入信号的卷积。那么接下来我们具体看如何计算卷积。

根据式(2-84)可得

$$\begin{aligned} y(n) &= \sum_{m=-\infty}^{\infty} x(m)h(n-m) \\ &= x(n) * h(n) \end{aligned} \tag{2-85}$$

卷积和/线性卷积的求解共分为 4 步:

(1) 翻转:将 $h(m)$ 进行翻转,得到 $h(-m)$;

(2) 移位:将 $h(-m)$ 移位 n,得到 $h(n-m)$;

(3) 乘积:将 $x(m)$ 和 $h(n-m)$ 相同 m 的序列值对应相乘;

(4) 求和:将 m 处的乘积值叠加,得到 n 时刻的输出值。

我们注意到,这个步骤得到的只是在某个单一时刻(例 $n=n_0$)的系统响应。通常,我们感兴趣的是计算系统响应在所有时刻的值,即 $-\infty < n < \infty$。因此,在求和时,对所有可能的时间移位 $-\infty < n < \infty$,都要重复步骤(2)~(4)。

为了更好地理解计算卷积和的步骤,我们将用图形方法演示计算过程。卷积的图形求解过程见例 2.9。

例 2.9　一个线性时不变系统的冲激响应 $h(n) = \{\ 1,\ \ 2,\ \ 1,\ \ -1\ \}$,计算系统对输入信号 $x(n) = \{\ 1,\ \ 2,\ \ 3,\ \ 1\ \}$ 的响应。

解:图 2.25(a)画出了输入信号序列 $x(m)$ 以及系统的冲激响应 $h(m)$,为了与式(2-84)一致,用 m 作为时间变量。首先翻转 $h(m)$ 得到翻转序列 $h(-m)$,如图 2.25(b)所示。根据式(2-84),可以计算在 $n=0$ 时的输出,即

$$y(0) = \sum_{m=-\infty}^{\infty} x(m)h(-m) \tag{2-86}$$

由于位移量 $n=0$，我们直接利用 $h(-m)$ 而无须移位，乘积序列如下：

$$v_0(m) \equiv x(m)h(-m) \tag{2-87}$$

也如图 2.25(b) 所示，乘积序列所有项相加得到 $y(0)=4$，继续计算系统在其他 n 值时的响应，按照 $n=0$ 的方法以此类推。从图 2.25 可以看出，很明显，$h(-1-m)$ 的任意一步左移会导致乘积序列为全零，因此 $y(n)=0$，$n \leqslant -2$。由此，我们得到系统在 $-\infty < n < \infty$ 上的所有响应，总结如下：

$$y(n) = \{ \cdots, \quad 0, \quad 0, \quad 1, \quad 4, \quad 8, \quad 8, \quad 3, \quad -2, \quad -1, \quad 0, \quad 0, \quad \cdots \}$$

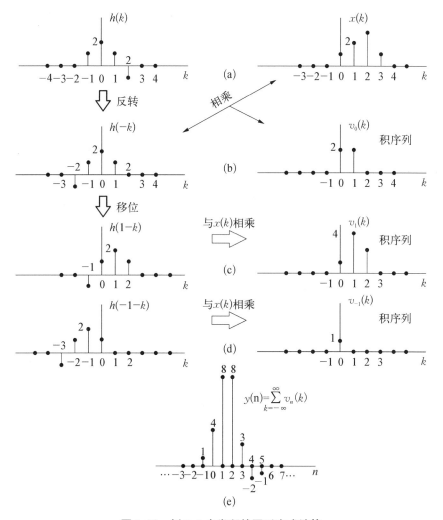

图 2.25 例 2.9 中卷积的图形方式计算

同时，我们希望证明卷积运算是可交换的，即卷积结果与两个序列中哪个序列进行反转和移位是无关的。如果从式(2-84)开始，通过定义一个新的变量 $k=n-m$ 将求和变量从 m 变为 k，那么 $m=n-k$，同时式(2-84)变为

$$y(n) = \sum_{k=-\infty}^{\infty} x(n-k)h(k) \tag{2-88}$$

因为 k 是虚拟变量，所以可以简单地将 k 换为 m，使得

$$y(n) = \sum_{m=-\infty}^{\infty} x(n-m)h(m) \tag{2-89}$$

式(2-89)使得冲激响应 $h(m)$ 可以不改变，而输入序列被反转和移位。虽然式(2-89)的输出与式(2-84)的输出相同，但卷积公式的两种形式中的乘积序列是不同的。实际上，如果将两个乘积序列定义为

$$v_n(m) = x(m)h(n-m)$$

$$w_n(m) = x(n-m)h(m)$$

那么就很容易证明

$$v_n(m) = w_n(n-m)$$

所以

$$y(n) = \sum_{m=-\infty}^{\infty} v_n(m) = \sum_{m=-\infty}^{\infty} w_n(n-m)$$

卷积是一种重要的数学运算，描述了时域中输入信号、系统冲激响应和输出之间的关系。在时域中，系统的输出不仅与当前输入有关，还受到过去输入的影响。具体来说，某一时刻的输出是过去多个时刻输入信号与各自的衰减系数相乘后的叠加。卷积在求解线性时不变系统对任意输入激励的零状态响应时起着重要作用，它是对冲激响应的叠加。换言之，之前各个时刻的输入信号通过一种过程(可能是递减、削弱等)影响当前时刻系统的输出，因此计算系统输出时必须考虑当前时刻信号输入的响应以及过去时刻信号输入的影响残留叠加后的效果。

2.3.2　卷积的性质与用途

在这一节中，我们来研究卷积的一些重要性质，这些性质对所有输入信号

都成立。利用星号来表示卷积运算如下：

$$y(n) = x(n) * h(n) \equiv \sum_{k=-\infty}^{\infty} x(k)h(n-k) \qquad (2-90)$$

1）交换律

$$x(n) * h(n) = h(n) * x(n) \qquad (2-91)$$

2）结合律

$$x(n) * [h_1(n) * h_2(n)] = [x(n) * h_1(n)] * h_2(n) \qquad (2-92)$$

从中可以看出线性时不变系统的级联特性，如图2.26所示。

如果有 L 个冲激响应为 $h_1(n)$，$h_2(n)$，…，$h_L(n)$ 的线性时不变系统级联在一起，那么就有一个等价的线性时不变系统，它的冲激响应等于这些冲激响应的 $L-1$ 重卷积，即

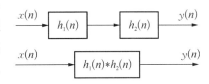

图2.26 卷积的结合率的含义

$$h(n) = h_1(n) * h_2(n) * \cdots * h_L(n) \qquad (2-93)$$

3）分配律

$$x(n) * [h_1(n) + h_2(n)] = x(n) * h_1(n) + x(n) * h_2(n) \qquad (2-94)$$

从物理上解释，这个定律意味着，如果有两个冲激响应分别为 $h_1(n)$ 和 $h_2(n)$ 的线性时不变系统受到相同输入信号 $x(n)$ 的激励，那么两个响应的和就等于总系统的响应，这个总系统的冲激响应为 $h(n) = h_1(n) + h_2(n)$，因此该总系统可以看作两个线性时不变系统的并联组合，如图2.27所示。

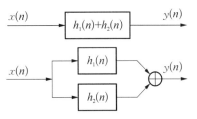

图2.27 卷积分配律的图解

因此，L 个冲激响应为 $h_1(n)$，$h_2(n)$，…，$h_L(n)$ 并且受相同输入 $x(n)$ 激励的LTI系统的并联，等价于一个冲激响应为式（2-95）的总系统。反过来，任何LTI系统都可以分解为并联的子系统。

$$h(n) = \sum_{j=1}^{L} h_j(n) \qquad (2-95)$$

卷积在信号处理和图像处理中有着广泛的应用。其中,卷积滤波器是一种常见的应用,用于对信号或图像进行滤波处理,以实现去噪、边缘检测、图像增强等目的。通过选择不同的卷积核(滤波器),可以实现各种不同的滤波效果,如平滑、锐化、边缘检测等。卷积在图像处理中还可用于特征提取。通过在图像上应用不同的卷积核,可以检测到图像中的各种特征,如边缘、纹理等,从而为后续的图像识别、分类和分割等任务提供有用的特征表示。因此,卷积在图像处理领域发挥着重要作用,为图像分析和理解提供了强大的工具。

2.3.3 LTI 系统的特性

1) 因果性

如果系统 n 时刻的输出,只取决于 n 时刻以及 n 时刻以前的输入序列,而与 n 时刻以后的输入序列无关,则该系统具有因果性质,或称该系统为因果系统。在线性时不变系统的情况下,因果性可以解释为冲激响应的条件。为了确定这种关系,我们考虑这样一个线性时不变系统,它在 $n = n_0$ 时刻的输出由如下卷积公式给出:

$$y(n_0) = \sum_{k=-\infty}^{\infty} h(k)x(n_0 - k) \qquad (2-96)$$

假设将这个求和分成两组,一组包括当前和过去的输入值,另一组包括将来的输入值。因此得出

$$y(n_0) = \sum_{k=0}^{\infty} h(k)x(n_0 - k) + \sum_{k=-\infty}^{-1} h(k)x(n_0 - k)$$

$$= [h(0)x(n_0) + h(1)x(n_0 - 1) + h(2)x(n_0 - 2) + \cdots]$$

$$+ [h(-1)x(n_0 + 1) + h(-2)x(n_0 + 2) + \cdots]$$

我们看到,第一个求和项包括 $x(n_0)$, $x(n_0 - 1)$, … 也就是输入信号的当前和过去值。此外,第二个求和项包括输入信号量 $x(n_0 + 1)$, $x(n_0 + 2)$, … 现在,如果在 $n = n_0$ 时刻的输出仅依赖于当前和过去的输入,那么很明显,系统的冲激响应必须满足条件

$$h(n) = 0, \quad n < 0 \qquad (2-97)$$

因此,线性时不变系统具有因果性的充分必要条件是系统的单位冲激响

应满足式(2-97)。所以可以修改卷积公式的求和界限以反映这个约束。因此,得到两个等价的形式

$$y(n) = \sum_{k=0}^{\infty} h(k)x(n-k) \qquad (2-98)$$

$$= \sum_{k=-\infty}^{n} x(k)h(n-k) \qquad (2-99)$$

正如先前所指出的,因为在任意的时刻 n,我们无法获取输入信号的将来值,所以在实时信号处理中因果性是必需的。在计算当前输出时,只有当前和过去的输入信号值是可用的。

有时,我们称 $n < 0$ 时,值为零的序列为因果序列;而 $n < 0$ 和 $n > 0$ 时,值不等于零的序列为非因果序列。如果一个因果线性时不变系统的输入是因果序列[如果 $n < 0$ 时, $x(n) = 0$],那么卷积公式的界限还可以进一步被约束。在这种情况下,卷积公式的两个等价形式变为

$$y(n) = \sum_{k=0}^{n} h(k)x(n-k) \qquad (2-100)$$

$$= \sum_{k=0}^{n} x(k)h(n-k) \qquad (2-101)$$

我们看到,在这种情况下,两个可选形式的求和界限是一样的,并且上限随着时间的增长而上升。很明显,因为当 $n < 0$ 时, $y(n) = 0$,所以因果系统对因果输入序列的响应也是因果性的。

例 2.10　计算冲激响应为

$$h(n) = a^n u(n), \quad |a| < 1$$

的线性时不变系统的单位阶跃响应。

解: 因为输入是单位阶跃信号,是一个因果信号,并且系统也是因果性的,所以我们可以用卷积公式中的特殊形式,即式(2-100)或式(2-101)。由于当 $n \gg 0$ 时, $x(n) = 1$,所以使用式(2-100)会更加简单,得到

$$y(n) = \sum_{k=0}^{n} a^k$$

$$= \frac{1-a^{n+1}}{1-a}$$

并且当 $n < 0$ 时，$y(n) = 0$。

2）稳定性

我们定义任意的弛豫系统为 BIBO 稳定，当且仅当输入是有界时，系统的输出也是有界的。对于所有的 n，如果 $x(n)$ 是有界的，那么存在一个常数 M_x，使得

$$| x(n) | \leqslant M_x < \infty$$

类似地，如果输出是有界的，那么存在一个常数 M_y，使得

$$| y(n) | \leqslant M_y < \infty$$

给出 LTI 系统的有界输入序列 $x(n)$，我们运用卷积公式并对等式两边取绝对值：

$$| y(n) | = \left| \sum_{k=-\infty}^{\infty} h(k) x(n-k) \right|$$

由于各项和的绝对值常常小于等于各项绝对值的和，因此有

$$| y(n) | \leqslant \sum_{k=-\infty}^{\infty} | h(k) | | x(n-k) |$$

由于输入有界，那么存在一个有限数 M_x，使得 $| x(n) | \ll M_x$。代入上述等式得到

$$| y(n) | \leqslant M_x \sum_{k=-\infty}^{\infty} | h(k) |$$

由上述表达式可以看出，如果系统的冲激响应满足条件：

$$S_h \equiv \sum_{k=-\infty}^{\infty} | h(k) | < \infty \tag{2-102}$$

那么输出是有界的，即系统稳定的充分必要条件是 LTI 系统的单位冲激响应绝对可加。我们还将证明，如果 $S_h = \infty$，那么就存在有界的输入，使得它的输出是无界的。选择有界输入为

$$x(n) = \begin{cases} \dfrac{h^*(-n)}{| h(-n) |}, & h(n) \neq 0 \\ 0, & h(n) = 0 \end{cases}$$

其中，$h^*(n)$ 是 $h(n)$ 的复共轭。这就足够证明存在一个 n 值，使得 $y(n)$ 无界。对于 $n=0$，得出

$$y(0) = \sum_{k=-\infty}^{\infty} x(-k)h(k) = \sum_{k=-\infty}^{\infty} \frac{|h(k)|^2}{|h(k)|} = S_h$$

因此，如果 $S_h = \infty$，那么有界的输入产生了无界的输出，这是因为 $y(0) = \infty$。同时，当系统稳定时，对于系统输入端的任何有限长激励，产生的输出实际上是"瞬时的"，即幅度随着时间的增加而衰减并最终消失。

例 2.11　一个 LTI 系统的冲激响应为

$$h(n) = a^n u(n)$$

求解参数 a 的值域，使得系统稳定。

解：首先，我们注意到该系统是因果性的，所以式（2-102）中求和的下标从 $k=0$ 开始。因此，

$$\sum_{k=0}^{\infty} |a^k| = \sum_{k=0}^{\infty} |a|^k = 1 + |a| + |a|^2 + \cdots$$

很明显，如果假设 $|a| < 1$，那么这个几何级数收敛于

$$\sum_{k=0}^{\infty} |a|^k = \frac{1}{1-|a|}$$

否则，它将发散。因此，如果 $|a| < 1$，那么该系统是稳定的；否则，它是不稳定的。实际上，为了系统稳定，当 n 趋于无限时，$h(n)$ 必须按指数衰减到零。

3）有限冲击响应和无限冲击响应

迄今为止，我们已经就冲激响应 $h(n)$ 描述了线性时不变系统的特性。我们还可以很方便地将这一类线性时不变系统再分为两种类型：具有有限长冲激响应（finite impulse response，FIR）的系统和具有无限长冲激响应（infinite impulse response，IIR）的系统。

（1）有限长冲激响应。

一个 FIR 系统的冲激响应在某些有限时间区间外的值为零。不失一般性，我们只集中于因果性 FIR 系统，使得

$$h(n) = 0, \quad n < 0 \text{ 或 } n \geqslant M$$

这样，系统的卷积公式就简化为

$$y(n) = \sum_{k=0}^{M-1} h(k)x(n-k)$$

我们看到，在任意时刻 n 的输出仅仅是输入信号样本 $x(n)$，$x(n-1)$，$\cdots$，$x(n-M+1)$ 的线性组合，这有助于我们理解这个表达式。换言之，系统仅仅通过冲激响应 $h(k)$ 对最近的 M 个信号样本进行了加权，$k=0$，1，$\cdots$，$M-1$，并将 M 个乘积相加。实际上，系统正如窗口一样，只能看到最近 M 个输入信号样本，以产生输出。系统忽略或者"忘记"了所有先前的样本。因此，我们说 FIR 系统具有长为 M 个样本的有限存储空间。

（2）无限长冲激响应。

相反，IIR 线性时不变系统具有无限长冲激响应，基于卷积公式，它的输出为

$$y(n) = \sum_{k=0}^{\infty} h(k)x(n-k)$$

这里假设系统是因果性的，但该假设不是必需的。现在，系统的输出是输入信号样本 $x(n)$，$x(n-1)$，$x(n-2)$，$\cdots$［通过冲激响应 $h(k)$］的加权线性组合。因为这个加权和包括当前和所有过去的输入样本，所以我们说系统具有无限存储。

2.4   差分方程描述的离散时间系统

我们已经介绍了如何用输入-输出关系描述 LTI 系统特性，此外，卷积和公式也提出了系统实现的一种方法。在 FIR 系统下，这样的实现包括加法器、乘法器以及有限数量的存储空间。因此，正如卷积和所表示的那样，FIR 系统很容易直接实现。然而，如果是 IIR 系统，那么由卷积表示的实际实现是不可能的，这是因为它需要无限数量的存储空间、乘法器以及加法器。于是，自然就会产生一个问题：不用卷积和所给出的形式，是否有可能实现 IIR 系统？所幸答案是肯定的，已经有实际的、计算有效的方法来实现 IIR 这类系统，本节我们将对此进行介绍。在 IIR 这类一般系统中，差分方程更便于描述这一类离散时间系统。IIR 系统这一类或者子类在许多实际应用中是非常有用的，包

括数字滤波器的实现、物理现象和物理系统的建模。

2.4.1　递归和非递归的离散时间系统

1) 递归系统

假如我们想要计算信号 $x(n)$ 在区间 $0 \leqslant k \leqslant n$ 内的累计平均,定义为

$$y(n) = \frac{1}{n+1} \sum_{k=0}^{n} x(k), \quad n = 0, 1, \cdots \qquad (2-103)$$

由式(2-103)可知,计算 $y(n)$ 需要存储所有输入样本 $x(k)$, $0 \leqslant k \leqslant n$。因为 n 是递增的,所以需要的存储器也是随着时间线性增加的。利用先前的输出值 $y(n-1)$ 可以更有效地计算 $y(n)$。整理式(2-103)得到

$$(n+1)y(n) = \sum_{k=0}^{n-1} x(k) + x(n)$$
$$= ny(n-1) + x(n)$$

因此,

$$y(n) = \frac{n}{n+1} y(n-1) + \frac{1}{n+1} x(n) \qquad (2-104)$$

其中,$y(n-1)$ 称为式(2-104)中系统的初始条件,它包含了所有计算 n 时刻系统对输入信号 $x(n)$ 响应需要的信息,而与过去已经出现的其他值无关。

图 2.28 所示为递归系统的一个实例。通常,在 n 时刻的输出 $y(n)$ 依赖于一定数量的过去输出值 $y(n-1)$, $y(n-2)$, $\cdots$ 的系统称为递归系统。

例 2.12 说明了如何利用(非线性)递归系统计算一个数的平方根。

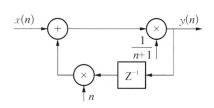

图 2.28　累计平均系统的递归实现

例 2.12　平方根算法。

解: 很多计算机利用迭代算法来计算正数 A 的平方根过程如下:

$$s_n = \frac{1}{2} \left(s_{n-1} + \frac{A}{s_{n-1}} \right), \quad n = 1, 2, \cdots$$

其中,s_{n-1} 为 $\sqrt{A}$ 的初始估计。当迭代收敛时,得出 $s_n \approx s_{n-1}$,于是易得到

$s_n \approx \sqrt{A}$ 。 现在考虑递归系统如下：

$$y(n) = \frac{1}{2}\left[y(n-1) + \frac{x(n)}{y(n-1)}\right] \qquad (2-105)$$

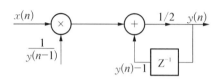

图 2.29 平方根系统的实现形式

它的实现如图 2.29 所示。如果用幅度为 A 的阶跃信号 $[x(n)=Au(n)]$ 来激励该系统，并利用初始条件 $y(-1)$ 来估计 $\sqrt{A}$ ，那么随着 n 的增加，系统的响应 $y(n)$ 将趋于 $\sqrt{A}$ 。 注意，与式（2-105)中的系统不同，我们并不需要准确指定初始条件，粗略地估计就足够得到良好的系统性能。

上述是两个简单的因果递归系统。一个具有因果性的、实际可实现的递归系统的输出可以表示为

$$y(n) = F[y(n-1), y(n-2), \cdots, y(n-N), x(n),$$
$$x(n-1), \cdots, x(n-M)] \qquad (2-106)$$

其中，$F[\cdot]$ 表示自变量的某些函数，这是一个递归方程，用来确定以先前输出值以及当前和过去输入的形式计算系统输出的步骤。

2）非递归系统

相反，如果 $y(n)$ 仅仅依赖于当前和过去的输入，即

$$y(n) = F[x(n), x(n-1), \cdots, x(n-M)] \qquad (2-107)$$

该系统为非递归系统。非递归系统和递归系统的基本差异如图 2.30 所示，递归系统中多出一个反馈回路，将系统的输出反馈到输入，反馈回路中包含一个延迟元件。

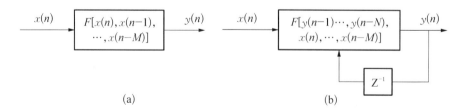

(a)　　　　　　　　　　　　(b)

图 2.30　因果可实现的基本结构

(a) 非递归系统；(b) 递归系统

反馈回路的存在引出了递归和非递归系统之间另一个重要的差异。例如,假设我们想计算一个系统的输出 $y(n_0)$,它在 $n=0$ 时刻受到一个输入的激励。如果系统是递归的,为了计算 $y(n_0)$,首先需要计算所有先前值 $y(0)$,$y(1)$,$\cdots$,$y(n_0-1)$。相反,如果系统是非递归的,那么我们可以直接计算输出 $y(n_0)$,而不需要计算 $y(n_0-1)$,$y(n_0-2)$,$\cdots$ 综上,递归系统的输出应该按顺序计算,即 $y(0)$,$y(1)$,$\cdots$ 而非递归系统的输出可以按任意顺序计算。

2.4.2 由常系数差分方程描述的 LTI 系统的特性

在本节中,我们用称为常系数差分方程的输入-输出关系来描述 LTI 系统。由常系数差分方程描述的系统是递归和非递归系统的一个子类。我们先从简单的一阶差分方程描述的递归系统开始介绍。假设一个递归系统的输入-输出方程为

$$y(n)=ay(n-1)+x(n) \tag{2-108}$$

其中,a 为常数。图 2.31 为该系统结构图。将由式(2-105)描述的累积平均系统与该系统比较,我们看到,式(2-108)描述的系统具有常系数(与时间无关),而式(2-105)描述的系统具有时变的系数。我们将会说明,式(2-108)是线性时不变系统的输入-输出方程,而式(2-105)描述的是线性时变系统。

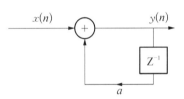

图 2.31　简单递归系统的
实现结构图

现在,假设 $n \geqslant 0$ 时,将输入信号 $x(n)$ 作用到该系统。对于 $n < 0$ 时的输入信号,我们不进行假定,但假设存在初始条件 $y(-1)$。因为式(2-108)间接地描述了系统输出,所以必须求解这个方程以获得系统输出的直接表达式。假设我们从 $y(0)$ 开始,计算 $n \geqslant 0$ 时的 $y(n)$ 的连续值。

$$y(n)=a^{n+1}y(-1)+\sum_{k=0}^{n}a^k x(n-k), \quad n \geqslant 0 \tag{2-109}$$

式(2-109)右边给出的系统响应 $y(n)$ 包含两部分,包含 $y(-1)$ 项的第一部分是系统初始条件 $y(-1)$ 的结果,第二部分是系统对输入信号 $x(n)$ 的响应。

如果系统在时刻 $n=0$ 初始是弛豫的,那么它的记忆为零(延迟的输出),所以 $y(-1)=0$。因此,如果一个系统从零初始条件开始,那么它就是弛豫的,我们称该系统在零状态,它的对应输出称为零状态响应,表示为 $y_{zs}(n)$。式(2-109)的零状态响应为

$$y_{zs}(n)=\sum_{k=0}^{n}a^{k}x(n-k),\quad n\geqslant 0 \qquad (2-110)$$

式(2-110)是一个卷积和,包括输入信号和冲激响应 $h(n)$ 的卷积,其中

$$h(n)=a^{n}u(n) \qquad (2-111)$$

我们看到,一阶差分方程(2-108)描述的系统是因果性的,所以式(2-110)中卷积和的下限为 $k=0$。此外,条件 $y(-1)=0$ 说明输入信号可以假设为因果性的,式(2-110)中卷积和的上限为 n,因为当 $k>n$ 时,$x(n-k)=0$。我们已经得出结论,式(2-108)描述的弛豫递归系统是线性时不变 IIR 系统,它的冲激响应为式(2-111)。

假设式(2-108)描述的系统是非弛豫的,并对所有 n,输入 $x(n)=0$,即零输入系统。其输出称为零输入响应或自然响应,表示为 $y_{zi}(n)$,因此

$$y_{zi}(n)=a^{n+1}y(-1),\quad n\geqslant 0 \qquad (2-112)$$

可以看到,非零初始条件的递归系统是非弛豫的,即使没有被激励它也能产生输出,是系统的记忆。零输入响应是系统本身的一个特性,即我们所知的系统的自然响应或自由响应。此外,零状态响应依赖于系统的特性及输入信号,称为系统的强迫响应。通常系统表示为

$$y(n)=y_{zi}(n)+y_{zs}(n) \qquad (2-113)$$

递归系统通常由 N 阶线性常系数差分方程来描述:

$$\sum_{i=0}^{N}a_{i}y(n-i)=\sum_{i=0}^{M}b_{i}x(n-i),\quad a_{0}\equiv 1 \qquad (2-114)$$

或

$$y(n)=\sum_{i=0}^{M}b_{i}x(n-i)-\sum_{i=1}^{N}a_{i}y(n-i) \qquad (2-115)$$

其中,N 阶是由系统输出 $y(n-i)$ 项中 i 的最大值与最小值之差确定的。线

性是由于 $y(n-i)$ 和 $x(n-i)$ 项只有一次幂,也没有相互交叉项。常系数是指系数 a_i 和 b_i 均为常数。

那么,系统的性质需要考虑初始条件的存在。如果一个系统同时满足以下三个条件:

(1) 总响应等于零输入响应和零状态响应之和[式(2-113)];

(2) 零状态响应满足叠加法则(零状态线性);

(3) 零输入响应满足叠加法则(零输入线性)。

那么该系统是线性的,否则都是非线性的。同时,需要考虑线性常系数差分方程描述的因果线性系统是否是时不变的。当处理由明确的输入-输出数学关系描述的系统时,这是相当容易的。很明显,因为系数 a_i 和 b_i 是常数,所以式(2-114)描述的系统是时不变的。此外,如果这些系数中的一个或者多个与时间有关,那么该系统就是时变的,这是因为它的特性是按时间的函数进行变化的。从而得出结论: 线性常系数差分方程描述的递归系统是线性时不变的。

最后考虑线性常系数差分方程系统的稳定性问题。参考例 2.13。

例 2.13　判断由式(2-108)描述的线性时不变递归系统是否稳定。

解:假设输入信号 $x(n)$ 的幅度是有界的,即对于所有 $n \geqslant 0$, $|x(n)| \leqslant M_x \leqslant \infty$。由式(2-109)得出

$$|y(n)| \leqslant |a^{n+1} y(-1)| + \left| \sum_{k=0}^{n} a^k x(n-k) \right|, \quad n \geqslant 0$$

$$\leqslant |a|^{n+1} |y(-1)| + M_x \sum_{k=0}^{n} |a|^k, \quad n \geqslant 0$$

$$\leqslant |a|^{n+1} |y(-1)| + M_x \frac{1-|a|^{n+1}}{1-|a|} = M_y, \quad n \geqslant 0$$

如果 n 有限,那么界限 M_y 也是有限的,且输出有界,与 a 值无关。然而当 n 趋向于无穷时,$|a|^n$ 也趋向于无穷,于是 $M_y = M_x/(1-|a|)$。只有 $|a|<1$,界限 M_y 才能保持有限,该系统才是稳定的。

对于简单一阶系统,我们能够将 BIBO 稳定的条件以系统参数 a 的形式进行表示,即 $|a|<1$。然而需要强调的是,对于高阶系统,这个任务将变得非常困难。在下面的章节中我们将看到其他用来研究递归系统稳定性的简单且有效的方法。

2.4.3　线性常系数差分方程的解

本节给定一个线性常系数方程描述线性时不变系统,我们想要求解 $y(n)$ 的确切表达式。该研究方法称为直接方法,第 3 章讲解的 Z 变换为间接方法。给定输入 $x(n)$, $n \geqslant 0$ 和一组初始条件,我们希望能直接求出系统的输出 $y(n)$。假设总的解是两部分之和:$y(n) = y_h(n) + y_p(n)$,其中 $y_h(n)$ 是齐次解或补充解,$y_p(n)$ 是特殊解。

1) 差分方程的齐次解

对于式(2-114)给出的线性常系数差分方程的求解问题,我们首先求解齐次差分方程:

$$\sum_{k=0}^{N} a_k y(n-k) = 0 \tag{2-116}$$

直接求解线性常系数差分方程的步骤和求解线性常系数微分方程的步骤很类似。假设解是指数形式,即

$$y_h(n) = \lambda^n \tag{2-117}$$

其中,$y_h(n)$ 的下标 h 表示齐次差分方程的解。将该假设解代入式(2-116),那么得到多项式方程:

$$\sum_{k=0}^{N} a_k \lambda^{n-k} = 0$$

或者

$$\lambda^{n-N}(\lambda^N + a_1 \lambda^{N-1} + a_2 \lambda^{N-2} + \cdots + a_{N-1}\lambda + a_N) = 0 \tag{2-118}$$

式(2-118)括号内的多项式称为系统的特征多项式。通常,它有 N 个实数或复数根,表示为 λ_1, λ_2, $\cdots$, λ_N。实际上系数 a_1, a_2, $\cdots$, a_N 通常为实数。复数根以复共轭对的形式出现。N 个根中某些可能相等,这种情况下有多重根,如果 λ_1 有 m 重根,那么齐次差分方程的解为

$$\begin{aligned} y_h(n) = &C_1 \lambda_1^n + C_2 n\lambda_1^n + C_3 n^2 \lambda_1^n + \cdots + C_m n^{m-1}\lambda_1^n \\ &+ C_{m+1}\lambda_{m+1}^n + \cdots + C_N \lambda_N^n \end{aligned} \tag{2-119}$$

在没有多重根的情况下,齐次差分方程的一般解为

$$y_h(n) = C_1\lambda_1^n + C_2\lambda_2^n + \cdots + C_N\lambda_N^n \tag{2-120}$$

其中，C_1，C_2，$\cdots$，C_N 为权系数，由系统初始条件决定。由于输入 $x(n) = 0$，因此式(2-120)可以用来获得系统零输入响应。

例 2.14　求解由齐次二阶差分方程

$$y(n) - 3y(n-1) - 4y(n-2) = 0 \tag{2-121}$$

描述的系统的零输入响应。其中，$y(-2) = 0$，且 $y(-1) = 5$。

解： 首先计算齐次方程的解，假设解为指数 $y_h(n) = \lambda^n$，代入式(2-120)得到特征方程

$$\lambda^n - 3\lambda^{n-1} - 4\lambda^{n-2} = 0$$

$$\lambda^{n-2}(\lambda^2 - 3\lambda - 4) = 0$$

由此得到根 $\lambda = -1$ 和 4，得到齐次方程解的一般形式为

$$y_h(n) = C_1(-1)^n + C_2(4)^n$$

可以从齐次解获得系统的零输入响应，根据给定初始条件 $y(-1)$ 和 $y(-2)$ 来计算 C_1 和 C_2。

$$y(0) = 3y(-1) + 4y(-2) = C_1 + C_2$$

$$y(1) = 13y(-1) + 12y(-2) = -C_1 + 4C_2$$

可以得到 $C_1 = -1$，$C_2 = 16$。因此，系统的零输入响应为

$$y_{zi}(n) = (-1)^{n+1} + (4)^{n+2}, \quad n \geqslant 0$$

2) 差分方程的特殊解

对于指定的输入信号 $x(n)$，$n \geqslant 0$，特殊解 $y_p(n)$ 要满足差分方程(2-114)，即

$$\sum_{k=0}^{N} a_k y_p(n-k) = \sum_{k=0}^{M} b_k x(n-k), \ a_0 = 1 \tag{2-122}$$

的任意解。为求解式(2-112)，假设 $y_p(n)$ 的形式取决于输入信号 $x(n)$ 的形式。

例 2.15　计算一阶差分方程

$$y(n) + a_1 y(n-1) = x(n), \ |a_1| < 1 \tag{2-123}$$

的特殊解,其中,输入信号 $x(n)$ 是单位阶跃序列,即

$$x(n) = u(n)$$

解: 因为 $n \geqslant 0$ 时,$x(n)$ 为常数,所以假设解(差分方程的特殊解)的形式也是常数。

$$y_p(n) = Ku(n)$$

其中,K 为缩放因子,代入式(2-123)得出

$$Ku(n) + a_1 Ku(n-1) = u(n)$$

因此

$$K + a_1 K = 1$$

$$K = \frac{1}{1 + a_1}$$

因此,该差分方程的特殊解为

$$y_p(n) = \frac{1}{1 + a_1} u(n)$$

例 2.15 中假设的特殊解的形式随输入 $x(n)$ 的形式为常数,如果输入 $x(n)$ 是指数,那么就要假设特殊解也是指数。特殊解的形式取决于输入信号的基本形式,表 2.1 给出了对于各种激励形式的输入信号的特殊解的一般形式。

表 2.1   各种输入信号的特殊解的一般形式

输入信号 $x(n)$	特殊解 $y_p(n)$
C(常数)	K
CM^n	KM^n
Cn^M	$K_0 n^M + K_1 n^{M-1} + \cdots + K_M$
$C^n n^M$	$C^n (K_0 n^M + K_1 n^{M-1} + \cdots + K_M)$
$\begin{cases} C\cos\omega_0 n \\ C\sin\omega_0 n \end{cases}$	$K_1 \cos\omega_0 n + K_2 \sin\omega_0 n$

3）差分方程的全解

线性常系数差分方程的线性特性使我们可以将齐次解和特殊解相加以获得全解。

$$y(n) = y_h(n) + y_p(n)$$

例 2.16　计算由二阶差分方程

$$y(n) - 3y(n-1) - 4y(n-2) = x(n) + 2x(n-1) \quad (2\text{-}124)$$

描述的系统的响应 $y(n)$，$n \geqslant 0$。其中，输入序列为 $x(n) = 4^n u(n)$。

解：在例 2.14 中已经计算了该系统的齐次差分方程的解

$$y_h(n) = C_1(-1)^n + C_2(4)^n \quad (2\text{-}125)$$

式(2-124)的特殊解是与 $x(n)$ 一样形式的指数序列，我们假设解的形式为

$$y_p(n) = K(4)^n u(n)$$

然而，我们看到，$y_p(n)$ 已经包含在齐次解中，这样该特殊解就是冗余的。因而，我们要选择一个特殊解，它与包含在齐次解中的项线性无关。我们以处理特征方程多重根的方法来处理这种情形。因此，假设

$$y_p(n) = Kn(4)^n u(n) \quad (2\text{-}126)$$

将式(2-126)代入式(2-124)得出

$$Kn(4)^n u(n) - 3K(n-1)(4)^{n-1} u(n-1) - 4K(n-2)(4)^{n-2} u(n-2)$$
$$= (4)^n u(n) + 2(4)^{n-1} u(n-1)$$

为了求解 K 值，要计算任何 $n \geqslant 2$ 时的方程值，此时单位阶跃的任何一项都不会变为零。为了简化算术运算，选择 $n = 2$，由此得出 $K = 6/5$。因此，

$$y_p(n) = \frac{6}{5} n(4)^n u(n)$$

因此差分方程的全解为

$$y(n) = C_1(-1)^n + C_2(4)^n + \frac{6}{5} n(4)^n, \quad n \geqslant 0$$

又可知 C_1 和 C_2 由初始条件 $y(-1)$ 和 $y(-2)$ 得到。通过 $y(-1) =$

$y(-2)=0$ 来简化上面的计算,得到 $C_1=-\dfrac{1}{25}$,$C_2=\dfrac{26}{25}$. 最后得到系统的零状态响应:

$$y_{zs}(n)=-\frac{1}{25}(-1)^n+\frac{26}{25}(4)^n+\frac{6}{5}n(4)^n, \quad n\geqslant 0 \qquad (2-127)$$

2.4.4 线性时不变系统的实现结构

首先考虑一阶系统

$$y(n)=-a_1y(n-1)+b_0x(n)+b_1x(n-1) \qquad (2-128)$$

它的实现结构如图 2.32(a)所示。这种实现方法对输入和输出信号样本采用单独的延迟元件(存储器),我们称之为直接 I 型结构。注意,这两个系统可以视为两个线性时不变系统的级联。第一个是非递归系统,描述的方程为

$$v(n)=b_0x(n)+b_1x(n-1) \qquad (2-129)$$

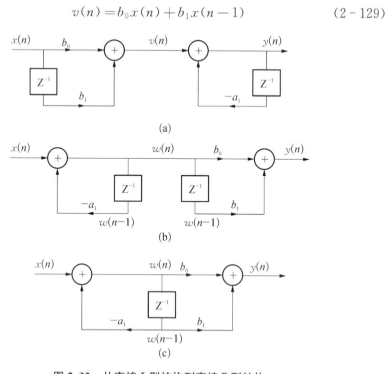

图 2.32 从直接 I 型结构到直接 II 型结构

(a) 直接 I 型结构;(b) 从直接 I 型到直接 II 型;(c) 直接 II 型结构

第二个是递归系统,描述的方程为

$$y(n) = -a_1 y(n-1) + v(n) \qquad (2-130)$$

交换级联的线性时不变系统的次序,整个系统的响应保持不变。因此,如果交换该递归和非递归系统的次序,那么就得出式(2 - 128)描述的系统的另一种实现结构,这个系统如图 2.32(b)所示。我们发现两个延迟元件包含相同的输入 $w(n)$,从而输出 $w(n-1)$ 也相同。因此,这两个元件可以合并成一个延迟器,如图 2.32(c)所示。与直接 I 型结构不同,对于中间量 $w(n)$,新的实现方式只需要一个延迟器,这种实现方式称为直接 II 型结构,在实际中广泛应用。

对于一般的线性时不变递归系统,描述的方程为

$$y(n) = -\sum_{k=1}^{N} a_k y(n-k) + \sum_{k=0}^{M} b_k x(n-k) \qquad (2-131)$$

该系统的直接 I 型结构和直接 II 型结构如图 2.33 和图 2.34 所示。

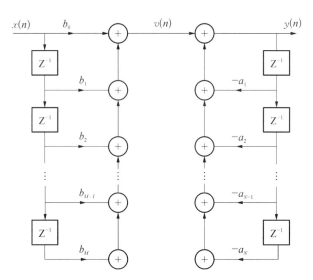

图 2.33　式(2 - 131)描述的系统的直接 I 型结构

基于系统的冲激响应 $h(n)$ 是有限长的还是无限长的,我们已经能够区分 FIR 和 IIR 系统。我们还能够区分递归和非递归系统。基本上,因果递归系统由形式为

$$y(n) = F\big[y(n-1), \cdots, y(n-N), x(n), \cdots, x(n-M)\big]$$

$$(2-132)$$

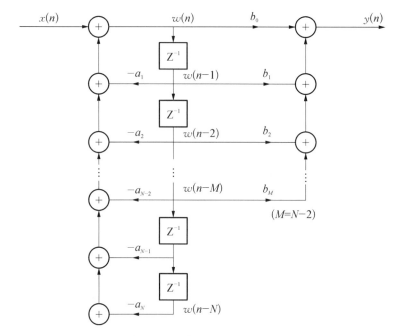

图 2.34   式(2-131)描述的系统的直接Ⅱ型结构

的输入-输出方程来描述。特殊的 LTI 系统由差分方程

$$y(n) = -\sum_{k=1}^{N} a_k y(n-k) + \sum_{k=0}^{M} b_k x(n-k) \qquad (2-133)$$

来描述。此外,因果非递归系统并不依赖于输出的过去值,因此由

$$y(n) = F[x(n), x(n-1), \cdots, x(n-M)] \qquad (2-134)$$

来描述。而其中特殊的 LTI 系统由式(2-133)的差分方程来描述,其中 $a_k = 0$, $k = 1, 2, \cdots, N$。二阶系统的实现结构如图 2.35 所示。

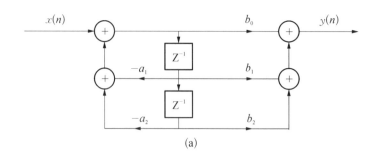

(a)

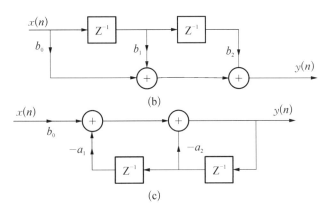

图 2.35　二阶系统的实现结构

(a) 一般二阶系统；(b) FIR 系统；(c) 完全递归系统

我们可以把术语 FIR 和 IIR 视为区别线性时不变系统类型的一般特征，而把术语递归和非递归视为系统实现或者执行结构的描述。

2.5　小结

本章专注于离散时间信号与系统的时域特性，特别是线性时不变系统（LTI）在数字信号处理中的核心地位。首先，我们探讨了离散时间信号仅在离散时刻具有确定值的特性，它们通过模拟信号采样获得，构成了数字信号处理的基础。在此基础上，我们回顾了信号的基本运算（加法、乘法、移位）及其周期性特征，以及利用单位抽样序列构建任意序列的方法。LTI 系统是关键的设计与实现对象，其特点在于保持线性（对输入线性组合的输出为相应线性组合）和时不变性（响应不受时间影响）。系统特性主要通过单位冲激响应 $h(n)$ 体现，它揭示了系统对理想单位冲激输入的瞬时及后续响应。卷积运算作为计算 LTI 系统对任意输入 $x(n)$ 产生响应 $y(n)$ 的关键手段，其原理和方法对理解系统的输入-输出关系至关重要。

线性常系数差分方程作为刻画 LTI 系统行为的标准数学模型，本章深入探讨并推导了其通解。通解由齐次解（反映系统在零输入下的自由响应，即固有动态特性）和特殊解（对应特定输入的系统响应）两部分组成，对分析与设计满足特定功能需求的 LTI 系统具有指导意义。依据单位冲激响应 $h(n)$ 的长度，LTI 系统被划分为有限长冲激响应（FIR）系统和无限长冲激响应（IIR）系统。FIR系统因稳定性好、设计简便而在滤波器设计中广泛应用,本章介绍了其非递归(直接型)和递归(级联型、并联型)实现方式。IIR系统由于$h(n)$无限,通常采用递归结构实现,尽管可能提供更好的逼近性能,但需关注稳定性问题。

最后,本章介绍了离散时间系统结构的框图表示,这种可视化工具清晰展现了系统内部结构、信号流及各部分间的交互,有助于理解系统的模块化设计理念,便于进行系统分析、仿真及实际的硬件或软件实现。

综上所述,第2章系统地阐述了离散时间信号与系统的时域特性,深度剖析了LTI系统的理论基础、描述手段、响应计算方法以及不同类型的系统实现细节,为后续章节深入探究数字信号处理技术与算法打下了坚实根基。

习题

1. 确定下列哪一个信号是周期的。在信号是周期信号的情况下,说明它的基础周期。

(1) $x_a(t) = 3\cos\left(5t + \dfrac{\pi}{6}\right)$。

(2) $x(n) = 3\cos\left(5n + \dfrac{\pi}{6}\right)$。

(3) $x(n) = 2\exp\left[\mathrm{j}\left(\dfrac{n}{6} - \pi\right)\right]$。

(4) $x(n) = \cos\left(\dfrac{n}{8}\right)\cos\left(\dfrac{\pi n}{8}\right)$。

(5) $x(n) = \cos\left(\dfrac{\pi n}{2}\right) - \sin\left(\dfrac{\pi n}{8}\right) + 3\cos\left(\dfrac{\pi n}{4} + \dfrac{\pi}{3}\right)$。

2. 一个离散时间信号$x(n)$定义为

$$x(n) = \begin{cases} 1 + \dfrac{n}{3}, & -3 \leqslant n \leqslant -1 \\ 1, & 0 \leqslant n \leqslant 3 \\ 0, & \text{其他} \end{cases}$$

(1) 计算信号$x(n)$的值并画出它的图形。

(2) 若有以下情况,画出其图形:

　　　a. 先将 $x(n)$ 反转,再延迟 4 个样本单位。

　　　b. 先将 $x(n)$ 延迟 4 个样本单位,再反转。

(3) 画出信号 $x(-n+4)$ 的图形。

(4) 比较(2)和(3)部分的结果并推导由 $x(n)$ 得到 $x(-n+k)$ 的规律。

(5) 你能用信号 $\delta(n)$ 和 $u(n)$ 来表示信号 $x(n)$ 吗?

3. 证明实数能量(功率)信号的能量(功率)等于其偶数和奇数分量的能量(功率)之和。

4. 一个离散时间系统可以是(1) 静态或者动态的;(2) 线性或者非线性的;(3) 时不变或者时变的;(4) 因果或者非因果的;(5) 稳定或者不稳定的。判断下列系统满足上述的哪一条性质。

(1) $y(n)=\cos[x(n)]$。

(2) $y(n)=\sum\limits_{k=-\infty}^{n+1} x(k)$。

(3) $y(n)=x(n)\cos(\omega_0 n)$。

(4) $y(n)=x(-n+2)$。

5. 判断以下输入-输出方程所描述的系统是线性的还是非线性的。

(1) $y(n)=nx(n)$。

(2) $y(n)=x(n^2)$。

(3) $y(n)=x^2(n)$。

(4) $y(n)=Ax(n)+B$。

(5) $y(n)=e^{x(n)}$。

6. 一个弛豫线性时不变系统的冲激响应为 $h(n)=a^n u(n)$,$|a|<1$。当输入是单位阶跃序列时,即 $x(n)=u(n)$,求系统的输出 $y(n)$。

7. 视频播放时,正常播放时的输入-输出关系为 $y(n)=x(n)$,但当剧情无聊时,以 2 倍速快进,此时快进播放的过程可以表示为 $y(n)=x(2n)$。判断这个系统是否为线性时不变系统?

8. (1) 如果 $y(n)=x(n)*h(n)$,证明 $\sum\limits_{y}=\sum\limits_{x}\sum\limits_{h}$,其中 $\sum\limits_{x}=\sum\limits_{n=-\infty}^{\infty}x(n)$。

(2) 计算下列信号的卷积 $y(n)=x(n)*h(n)$,并用(1)中的结果验证其正确性。

a. $x(n)=\{1, 2, 4\}$, $h(n)=\{1, 1, 1, 1, 1\}$。

b. $x(n)=\{1, 2, -1\}$, $h(n)=x(n)$。

c. $x(n)=\{0, 1, -2, 3, -4\}$, $h(n)=\left\{\dfrac{1}{2}, \dfrac{1}{2}, 1, \dfrac{1}{2}\right\}$。

d. $x(n)=\{1, 2, 3, 4, 5\}$, $h(n)=\{1\}$。

e. $x(n) = \{\ \underset{\uparrow}{1},\ -2,\ 3\ \}$

   $h(n) = \{\ 0,\ 0,\ \underset{\uparrow}{1},\ 1,\ 1,\ 1\ \}$。

f. $x(n) = \{\ \underset{\uparrow}{0},\ 0,\ 1,\ 1,\ 1,\ 1\ \}$

   $h(n) = \{\ \underset{\uparrow}{1},\ -2,\ 3\ \}$。

g. $x(n) = \{\ \underset{\uparrow}{0},\ 1\ 4,\ -3\ \}$

   $h(n) = \{\ \underset{\uparrow}{1},\ 0,\ -1,\ -1\ \}$。

h. $x(n) = \{\ \underset{\uparrow}{1},\ 1,\ 2\ \}$, $h(n)=u(n)$。

i. $x(n) = \{\ 1,\ 1,\ \underset{\uparrow}{0},\ 1,\ 1\ \}$

   $h(n) = \{\ 1,\ -2,\ -3,\ \underset{\uparrow}{4}\ \}$。

j. $x(n) = \{\ 1,\ 2,\ \underset{\uparrow}{0},\ 2,\ 1\ \}$, $h(n)=x(n)$。

k. $x(n)=\left(\dfrac{1}{2}\right)^{n}u(n)$, $h(n)=\left(\dfrac{1}{4}\right)^{n}u(n)$。

9. 计算如下信号的卷积 $y(n)$：

$$x(n)=\begin{cases}\alpha^{n}, & -3\leqslant n\leqslant 5 \\ 0, & \text{其他}\end{cases}$$

$$h(n)=\begin{cases}1, & 0\leqslant n\leqslant 4 \\ 0, & \text{其他}\end{cases}$$

10. 计算下面几对信号的卷积 $y(n)=x(n)*h(n)$。

(1) $x(n)=\begin{cases}1, & n=-2, 0, 1 \\ 2, & n=-1 \\ 0, & \text{其他}\end{cases}$

$h(n)=\delta(n)-\delta(n-1)+\delta(n-4)+\delta(n-5)$。

(2) $x(n)=u(n+1)-u(n-4)-\delta(n-5)$

$h(n)=[u(n+2)-u(n-3)] \cdot (3-|n|)$。

(3) $x(n)=u(n)-u(n-5)$

$$h(n)=u(n-2)-u(n-8)+u(n-11)-u(n-17)。$$

11. 两个信号 $s(n)$ 和 $v(n)$ 之间的关系由如下差分方程描述：

$$s(n)+a_1 s(n-1)+\cdots+a_N s(n-N)=b_0 v(n)$$

设计如下情形下的系统实现结构图：

(1) 激励为 $v(n)$ 时产生 $s(n)$ 的系统。

(2) 激励为 $s(n)$ 时产生 $v(n)$ 的系统。

(1)和(2)中的系统级联后的冲激响应是什么？

第 3 章

信号采样与重建

在这一章中,我们将介绍连续时间信号的采样,对于带限信号,如果采样率是信号最高频率的 2 倍以上,那么就有可能从样本中重建原信号。我们将进一步讨论带宽有限连续时间信号的采样与重建。最后,我们将展开实际应用中常见的连续时间信号的离散时间处理的系统设计,主要讨论前置模拟滤波器的设计。

3.1 连续时间信号采样

连续时间信号可以通过数字信号处理技术得到离散时间序列,这是对模拟信号进行采样。连续时间信号采样的作用有很多,可以用于数字信号的存储,如语音、图像和视频;也可以用于数字信号的处理,如数据的压缩、矫正和恢复;还可以用于数字通信,如光纤和移动通信。要保证数字信号处理的结果可以用于连续信号,即由连续信号得到离散时间信号不失真的过渡,就涉及连续时间信号的抽样问题。

典型的数据处理流程从模拟信号的抽样开始,通常对模拟信号 $x_a(t)$ 进行采样,离散时间信号 $x(n)$ 是周期性地每 T s 从模拟信号中抽样产生,这个时域采样过程可以表示如下:

$$x(n) = x_a(nT), \quad -\infty < n < \infty \tag{3-1}$$

在一定条件下,一个连续信号可以由等间隔点上的样本值表示出来,并且由这些样本值可以把信号完全恢复出来。频谱信息只有在采样率足够高时才不会发生信息的丢失,我们可以通过 $x_a(t)$ 和 $x(n)$ 之间的频谱关系来研究模拟信号的采样过程。

3.1.1　非理想抽样模型

对连续信号 $x_a(t)$ 采样使用周期性窄脉冲 $P_\tau(t)$。如图 3.1 所示,当信号经过时,电子开关周期性打开和关闭以实现抽样。这种抽样模型实现起来相对比较简单,但电子开关具有一定的延迟,所有采样的信号具有 τ 的宽度,但这属于非理想抽样。

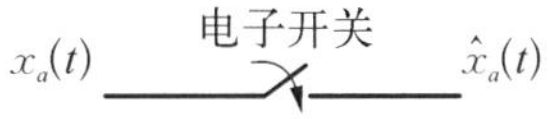

$$\hat{x}_a(t) = x_a(t) \cdot P_\tau(t) \qquad (3-2)$$

图 3.1　非理想抽样模型

在实际中,非理想抽样模型考虑了采样过程中的一些限制因素,比如有限脉冲宽度:采样脉冲的宽度在实际中不可能是无限小的,这会导致样本值是在一个有限时间内平均或积分的结果,而不是理想的瞬间值。除此之外,抽样脉冲的形状也是影响因素之一,理想抽样假设使用冲激函数作为抽样函数,但实际的抽样函数可能是矩形、三角形或其他形状的脉冲,这会影响到抽样后信号的形态。

3.1.2　理想抽样模型

建立理想抽样模型的目的是在保持信号完整性的前提下,尽可能简化连续时间信号的表示。理想抽样通常用于分析和理解采样过程,并为后续的信号重建提供理论基础。在生物医学信号处理中,这是一个至关重要的步骤,因为它关系到如何准确地从连续的生物信号中提取信息,并转换为数字形式以便进一步分析。理想抽样模型使用理想的 δ 函数作为抽样函数,这样每个采样点都是信号在该点的真实值。连续时间信号 $x_a(t)$ 在离散的时刻 nT 被抽样,形成一个脉冲序列。这可以表示为使用狄拉克脉冲函数 $\delta(t)$ 的乘积。理想抽样过程如图 3.2 所示。

脉冲序列 $P_s(t)$ 定义为 $P_\delta(t) = \sum\limits_{n=-\infty}^{+\infty} \delta(t-nT)$。

理想抽样信号可以数学表示为

$$\hat{x}_a(t) = x_a(t) \cdot P_\delta(t) \qquad (3-3)$$

$$\hat{x}_a(t) = x_a(t) \sum_{n=-\infty}^{+\infty} \delta(t-nT) \qquad (3-4)$$

$$= \sum_{n=-\infty}^{+\infty} x_a(t)\delta(t-nT) \qquad (3-5)$$

$$= \sum_{n=-\infty}^{+\infty} x_a(nT)\delta(t-nT) \qquad (3-6)$$

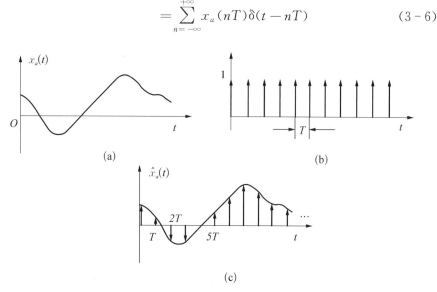

(a)

(b)

(c)

图 3.2　理想抽样过程图解

（a）原始连续时间信号 $x_a(t)$；（b）理想抽样脉冲序列 $P_\delta(t)$；（c）理想抽样后的信号 $\hat{x}_a(t)$

3.1.3　理想抽样的频域分析

对于理想抽样模型，由于时间域内的乘法等效于频域内的卷积，理想抽样后的信号 $\hat{x}_a(t)$ 在频域内可以表示为原始信号 $X_a(j\Omega)$ 与抽样脉冲串 $P_\delta(j\Omega)$ 的卷积结果。其中，$P_\delta(j\Omega)$ 为抽样脉冲串的傅里叶变换，表现为等间距的冲激序列，每个冲激的间隔为 $2\pi/T$，如图 3.3 所示。

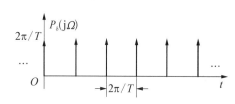

图 3.3　抽样脉冲串频域表示

因此，抽样信号的频谱可以表示为

$$\hat{X}_a(j\Omega) = \frac{1}{2\pi} X_a(j\Omega) * P_\delta(j\Omega) \qquad (3-7)$$

$$= \frac{1}{2\pi}\left[\frac{2\pi}{T}\sum_{k=-\infty}^{+\infty}\delta(\Omega-k\Omega_s) * X_a(j\Omega)\right] \qquad (3-8)$$

$$= \frac{1}{2\pi}\left[\frac{2\pi}{T}\int_{-\infty}^{+\infty} X_a(j\theta)\sum_{k=-\infty}^{+\infty}\delta(\Omega-k\Omega_s-\theta)d\theta\right] \qquad (3-9)$$

$$= \frac{1}{T} \sum_{k=-\infty}^{+\infty} \int_{-\infty}^{+\infty} X_a(j\theta) \delta(\Omega - k\Omega_s - \theta) d\theta \qquad (3-10)$$

$$= \frac{1}{T} \sum_{k=-\infty}^{+\infty} X_a(j\Omega - jk\Omega_s), \ \Omega_s = \frac{2\pi}{T} \qquad (3-11)$$

由此可知,抽样信号的频谱 $\hat{X}_a(j\Omega)$ 是以 Ω_s 为周期, $X_a(j\Omega)$ 的周期延拓,幅度则乘以 $1/T$。 在频域中,理想抽样会在原信号的频谱上引入周期性的重复,即所谓的频谱复制。这些频谱副本的间隔等于抽样频率 $\Omega_s = 2\pi/T$。

3.2　带宽有限连续时间信号的采样与重建

下面介绍奈奎斯特抽样定理:若 $x_a(t)$ 是一个带宽有限的信号,表示为

$$| X_a(j\Omega) | = 0, \quad abs(\Omega) \geqslant \Omega_c \qquad (3-12)$$

如果抽样频率 $\Omega_s > \Omega_c$,则 $x_a(t)$ 可以从它的抽样信号中唯一地恢复,表示为

$$x(n) = x_a(nT) \qquad (3-13)$$

根据奈奎斯特抽样定理,从样本 $x(n)$ 恢复出 $x_a(nT)$ 需要无限的样本数量。然而在实际中,我们要使用有限数量的信号样本来处理有限长信号,只考虑从有限数目样本来重建有限长信号的问题。

若抽样频率过低,则会出现混叠现象,图 3.4(a)画出了一个模拟信号的频谱 $X_a(j\Omega)$,用抽样频率 Ω_s 对信号进行抽样,这使得 $X_a(j\Omega)$ 以周期 Ω_s 出现重复。 $\Omega_s = 2\pi/T$ 称为奈奎斯特频率(Nyquist frequency)。 如果 $\Omega_s < 2\Omega_c$,各个平移后的 $X_a(j\Omega)$ 将会出现混叠。这种混叠出现在基本频率区间 $-\Omega_s/2 \leqslant \Omega \leqslant \Omega_s/2$ 内,如图 3.4(b)所示。通过将所有在区间 $| f | \leqslant 1/2$ 内的平移部分相加,就可以得到对应的离散时间信号在基本频率区间内的频谱,得到的频谱如图 3.4(c)所示。图 3.4(c)中的混叠频谱可以通过在 $\Omega_s/2$ 处的每个奇数倍处对折原来的频谱得到,因此 $\Omega_s/2$ 称为信号的折叠频率(folding frequency)。

如果 $\Omega_s > 2\Omega_c$,频谱将不会出现混叠,如图 3.5 所示。在实际情况中,在

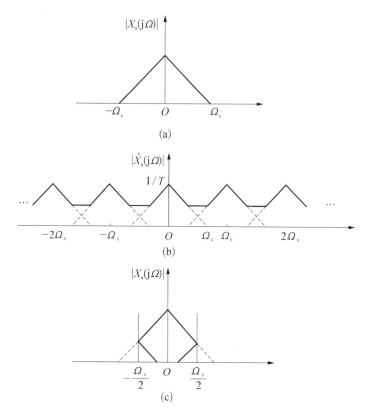

图 3.4   频谱混叠图解

（a）原始信号的频谱；（b）抽样后信号的频谱；（c）频谱混叠现象

抽样之前用一个抗混叠滤波器对信号进行预滤波，就保证了高于 Ω_c 的频率分量得到充分衰减，这样即使存在混叠的情况，对期望信号产生的失真也是可以忽略的。

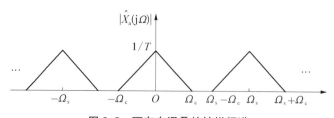

图 3.5   不存在混叠的抽样频谱

假定模拟信号是带限的并且用奈奎斯特率（或更高）对信号进行采样，从离散时间量 $x(n)$ 和 $X(f)$ 可以恢复出连续时间函数 $x_a(t)$ 和 $X_a(j\Omega)$ 的关系。时

域和频域函数 $x(n)$、$X(f)$、$x_a(t)$、$X_a(\mathrm{j}\Omega)$ 的关系可以由图 3.6 概括表示。

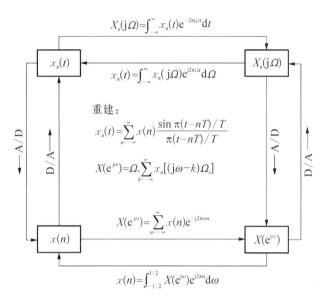

图 3.6　抽样后信号的时域和频域关系

例 3.1　考虑连续时间双边指数信号如下：

$$x_a(t) = \mathrm{e}^{-A|t|} \overset{F}{\leftrightarrow} X_a(\mathrm{j}\Omega) = \frac{2A}{A^2 + (2\pi\mathrm{j}\Omega)^2}, \quad A > 0$$

（1）求解抽样信号 $x(n) = x_a(nT)$ 的频谱。

（2）画出 $T = 1/3\,\mathrm{s}$ 和 $T = 1\,\mathrm{s}$ 时，信号 $x_a(t)$ 和 $x(n) = x_a(nT)$ 的波形及其频谱图。

解：（1）如果以抽样率 $\Omega_s = 1/T$ 采样 $x_a(nT)$，则得到

$$x(n) = x_a(nT) = \mathrm{e}^{-AT|n|} = (\mathrm{e}^{-AT})^{|n|}, \quad -\infty < n < \infty$$

如果直接计算离散时间傅里叶变换，则很容易得到 $x(n)$ 的频谱。

$$X(\mathrm{j}\Omega) = \frac{1 - a^2}{1 - 2a\cos 2\pi(\Omega/\Omega_s) + a^2}, \quad a = \mathrm{e}^{-AT}$$

显然，因为 $\cos 2\pi(F/F_s)$ 是周期为 F_s 的周期函数，所以频谱 $X(F)$ 也是周期性的。

（2）因为 $X_a(\mathrm{j}\Omega)$ 不是带限的，所以会出现混叠的情况。图 3.7 画出了

$A=1$ 时,原信号 $x_a(t)$ 和它的频谱 $X_a(j\Omega)$。 图 3.8 和图 3.9 分别画出了 $\Omega_s=3$ Hz 和 $\Omega_s=1$ Hz 时的抽样信号 $x(n)$ 和对应的频谱 $X(j\Omega)$。 从结果图中可以看出,当 $\Omega_s=1$ Hz 时,抽样信号在频域中发生混叠的现象是很明显的;而当 $\Omega_s=3$ Hz 时,混叠的情况几乎可以忽略。

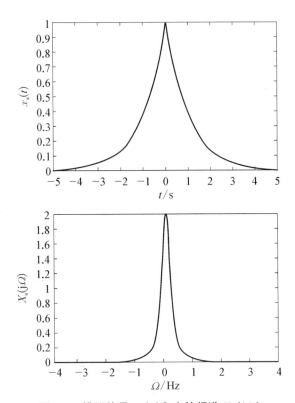

图 3.7　模拟信号 $x_a(t)$ 和它的频谱 $X_a(j\Omega)$

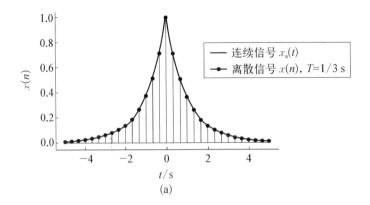

(a)

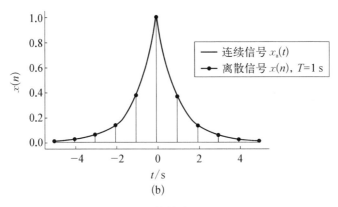

图 3.8　抽样信号 $x(n)$

（a）$T = 1/3$ s；（b）$T = 1$ s

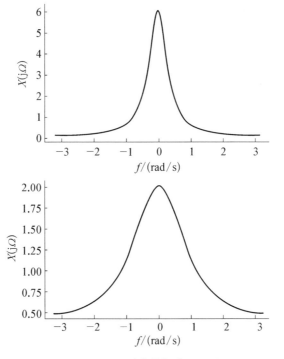

图 3.9　$x(n)$ 对应的频谱 $X(\mathrm{j}\Omega)$

（a）$T = 1/3$ s；（b）$T = 1$ s

3.3   前置模拟滤波器

信号的带宽决定了最小的采样率。一旦选择了预期的频段,我们可以确定采样频率和前置模拟滤波器,前置模拟滤波器有两个作用,一是将高频预先处理掉,保留低频,从而减少混叠;二是减少噪声的干扰。因为加性噪声的宽频带,通过滤波器可以降低落在期望信号频带内的加性噪声的功率。在实际应用中,通常需要对连续时间信号进行离散时间处理,图 3.10 是用来实现这个过程的一般系统的结构图。当我们确定了前置模拟滤波器的需求并选择了预期的采样率之后,就可以设计用于离散时间信号的数字信号处理。

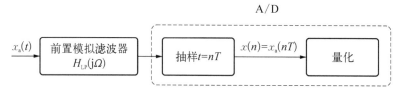

图 3.10   对连续时间信号进行离散时间处理的系统

采样率 $F_s = 1/T$ (T 为采样间隔)决定了模拟信号中预留的最高频率 $F_s/2$,同时还作为缩放因子影响数字滤波器及处理信号所经过的其他任何离散时间系统的设计指标。如果 $x_a(t)$ 是输入信号,$x(n)$ 是输出信号,那么可以得出

$$x(n) = x_a(t) \mid_{t=nT} = x_a(nT) \tag{3-14}$$

$$X(F) = \frac{1}{T} \sum_{k=-\infty}^{\infty} X_a(F - kF_s) \tag{3-15}$$

基本上,理想 A/D 转换器是线性时不变系统,只是将模拟信号的频谱乘上一个因子 $F_s = 1/T$,并且产生经周期 F_s 的缩放的频谱复制件。

3.4   小结

本章主要集中讲述了信号采样与重建,典型的数据处理流程从模拟信号的抽样开始,通常对模拟信号 $x_a(t)$ 进行采样,离散时间信号 $x(n)$ 是周期性地每 Ts 从模拟信号中抽样产生的。我们接着重点讲述了奈奎斯特抽样定理,奈奎斯特于 1928 年提出了抽样定理,后来香农在他的经典论文中使抽样定理通俗化。一个带限连续时间信号,它的最高频率(带宽)为 B Hz,如果采样率 $F_s \geqslant 2B$ 个样本,那么就可以从它的样本唯一地恢复出原信号。在实际应用中,经常需要对连续时间信号进行离散时间处理。我们介绍了前置模拟滤波器,当我们确定了预滤波器的需求并选择了预期的采样率后,就可以设计用于离散时间信号的数字信号处理。

习题

1. 考虑下列模拟正弦信号:

$$x_a(t) = 3\sin(100\pi t)$$

   (1) 画出信号 $x_a(t)$, $0 \leqslant t \leqslant 30$ ms。

   (2) 信号 $x_a(t)$ 以采样率 $F_s = 300$ Hz 采样。确定离散时间信号 $x(n) = x_a(nT)$ 的频率,$T = 1/F_s$,并证明该信号是周期的。

   (3) 计算在 $x(n)$ 的一个周期内的样本数。在与 $x_a(t)$ 的同一幅画上画出 $x(n)$。该离散时间信号的周期(以 ms 为单位)是什么?

   (4) 能否找到一个采样率 F_s,使得信号 $x(n)$ 达到一个值为 3 的峰值,满足这一要求的最小 F_s 是多少?

2. 一全模拟信号包含最大 10 kHz 的频率。

   (1) 什么样的采样率范围可以使得该信号能够从样本中完全重构。

   (2) 假设我们以采样率 $F_s = 8$ kHz 对信号进行采样,对于频率 $F_1 = 5$ kHz,检查会发生什么情形。

   (3) 对于频率 $F_2 = 9$ kHz,重复(2)。

3. 一个模拟心电图(ECG)信号包含最大 100 Hz 的有用频率。

   (1) 该信号的奈奎斯特率是什么?

   (2) 假定我们对该信号以 250 Hz 的采样率进行采样,能够以该采样率唯一表征的信号的最高频率是什么?

4. 模拟信号 $x_a(t) = \sin(480\pi t) + 3\sin(720\pi t)$ 以 600 Hz 的采样率进行采样。

   (1) 确定 $x_a(t)$ 的奈奎斯特率。

（2）确定对折频率。

（3）所得到的离散时间信号 $x(n)$ 的频率（以 rad/s 为单位）是什么？

（4）如果 $x(n)$ 通过一个理想的 D/A 转换器，那么重构信号 $y_a(t)$ 是什么？

5. 已知信号 $f(t)$ 的奈奎斯特频率为 $\Omega_s = 100 \text{ rad/s}$，则 $f(t)\cos(50t)$ 的奈奎斯特抽样频率为多少？

6. 已知连续时间信号 $f(t)$ 的最高频率为 $10^4 \pi \text{rad/s}$，现对该信号进行抽样，若想从抽样信号中无失真地恢复出原连续时间信号 $f(t)$，求解可采取的最大抽样间隔，以及所需的频域中矩形窗低通滤波器的截止频率（窗的半宽度）。

7. 已知有限频带信号 $x(t)$ 的最高频率为 100 Hz，$y(t)$ 的最高频率为 300 Hz，试确定：对以下信号进行时域抽样时，使抽样信号在频域不发生混叠的最小采样频率。

（1）$f(t) = x(t) + y(t)$。

（2）$f(t) = x(t/2)$。

（3）$f(t) = y(2t)$。

（4）$f(t) = x(t)y(t/3)$。

8. 将一个连续时间信号 $x_a(t)$ 输入如图 3.11 所示的抽样系统：

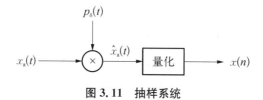

图 3.11　抽样系统

其中 $P_\delta(t) = \sum\limits_{n=-\infty}^{\infty} \delta(t-nT)$，$T$ 为抽样周期，$x_a(t)$ 的傅里叶变换的频谱 $X_a(j\Omega)$ 如图 3.12 所示。

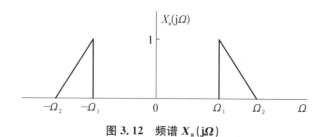

图 3.12　频谱 $X_a(j\Omega)$

(1) 设 $T = 2\pi/\Omega_1$，则 Ω_1 和 Ω_2 之间应该满足什么条件可保证 $\hat{x}_a(t)$ 的频谱不发生混叠。

(2) 请画出信号 $\hat{x}_a(t)$ 的傅里叶变换的频谱 $\hat{X}_a(j\Omega)$。

9. 已知信号 $x_a(t)$ 在 $0 < F_1 \leqslant |F| \leqslant F_2 < \infty$ 时，频谱 $X_a(F) \neq 0$，而其他情况时，$X_a(F) = 0$。

(1) 要采样 $x_a(t)$，计算不出现混叠所需的最小采样率。

(2) 推导出从样本 $x_a(nT)$，$-\infty < n < \infty$ 重建 $x_a(t)$ 的公式。

10. 时域采样已知连续时间信号为

$$x_a(t) = \begin{cases} e^{-j2\pi F_0 t}, & t \geqslant 0 \\ 0, & t < 0 \end{cases}$$

(1) 解析计算 $x_a(t)$ 的频谱 $X_a(j\Omega)$。

(2) 解析计算信号 $x(n) = x_a(nT)$ 的频谱，其中 $T = 1/F_S$。

(3) 画出 $F_0 = 10\ \text{Hz}$ 的幅度谱 $|X_a(j\Omega)|$。

(4) 画出 $F_S = 10\ \text{Hz}, 20\ \text{Hz}, 40\ \text{Hz}$ 以及 $100\ \text{Hz}$ 的幅度谱 $|X(j\Omega)|$。

并就混叠效应解释得到的结果。

第 4 章

Z 变换和差分方程

在这一章中,我们将介绍 Z 变换和差分方程的相关内容。Z 变换在离散时间信号与系统中有着非常重要的意义和作用。首先,我们将介绍 Z 变换和 Z 反变换的基本概念,我们可以通过 Z 变换将复杂的时间序列转换为容易处理的 Z 域表达式,还可以更好地设计各类数字滤波器。其次,我们将进一步重点探讨有理 Z 变换和单边 Z 变换。最后,我们可以根据 Z 域上线性时不变系统的特征,在 Z 域上重新分析线性时不变系统的稳定性和因果性,讨论 Z 变换和差分方程的关系。

4.1 Z 变换

离散时间信号 $x(n)$ 的 Z 变换定义为幂级数

$$X(z) \equiv \sum_{n=-\infty}^{\infty} x(n) z^{-n} \tag{4-1}$$

其中,z 是复变量。出于方便,信号 $x(n)$ 的 Z 变换记为

$$X(z) \equiv Z\{x(n)\} \tag{4-2}$$

而 $x(n)$ 和 $X(z)$ 之间的关系记为

$$x(n) \overset{z}{\leftrightarrow} X(z) \tag{4-3}$$

Z 变换是无穷级数累加,只有 $X(z) = \sum\limits_{n=-\infty}^{\infty} x(n) z^{-n}$ 收敛时,Z 变换才有意义,收敛的充分必要条件如下。

首先要满足绝对可和,即 $\sum\limits_{n=-\infty}^{\infty} |x(n) z^{-n}| = M < \infty$。要满足上式,$|z|$ 的

值就必须在一定范围内,因此当我们计算 Z 变换时,应当指明对应的收敛域 (region of convergence,ROC)。除此之外,$X(z) = P(z)/Q(z)$,使 $X(z) = 0$ 的 z 值为 $X(z)$ 的零点,使 $X(z) = \infty$ 的 z 值为 $X(z)$ 的极点,则计算 Z 变换时,不仅必须指明收敛域,还要满足收敛域内不存在极点的条件。

下面我们用一些简单的例子说明 Z 变换的收敛域 ROC 及性质。

例 4.1　计算下列有限长信号的 Z 变换:

(1) $x_1(n) = \delta(n-k)$,$k > 0$ 的 Z 变换及 ROC;

(2) $x_2(n) = \{1, 2, \overset{\uparrow}{5}, 7, 0, 1\}$ 的 Z 变换及 ROC。

解:(1) $X_1(z) = z^{-k}$,即 $\delta(n-k) \overset{z}{\leftrightarrow} z^{-k}$,$k > 0$,收敛域为除 $z = 0$ 以外的整个 z 平面。

(2) $X_2(z) = z^2 + 2z + 5 + 7z^{-1} + z^{-3}$,收敛域为除 $z = 0$ 和 $z = \infty$ 以外的整个 z 平面。

从例 4.1 中可知,有限长信号的收敛域是整个 z 平面,但是点 $z = 0$ 和 $z = \infty$ 可能除外。

接下来介绍几个典型序列的 Z 变换。

(1) 单位抽样序列:$\delta(n) = \begin{cases} 1, & n = 0 \\ 0, & n \neq 0 \end{cases}$

$$X(z) = \sum_{n=-\infty}^{\infty} \delta(n) z^{-n} = 1$$
$$\text{ROC}: 0 \leqslant |Z| \leqslant \infty$$

单位抽样序列的收敛域为整个闭平面。

(2) 单位阶跃序列:$u(n) = \begin{cases} 1, & n \geqslant 0 \\ 0, & n < 0 \end{cases}$

$$X(z) = \sum_{N=0}^{\infty} z^{-n} = 1 + z^{-1} + z^{-2} + \cdots = \frac{1}{1 - z^{-1}} = \frac{z}{z-1}$$
$$\text{ROC}: |Z| > 1$$

(3) 右边实指数序列:$x(n) = a^n u(n)$

$$X(z) = \sum_{n=-\infty}^{\infty} a^n u(n) z^{-n} = \sum_{n=0}^{\infty} (az^{-1})^n = \frac{1}{1 - az^{-1}} = \frac{z}{z-a}$$
$$\text{ROC}: |z| > |a|$$

一般情况下，右边序列的 Z 变换的收敛域一定在模值最大的有限极点所在的圆之外，不包括圆周，另外需要分情况讨论 $|z|=0$ 时序列的收敛情况。

（4）左边实指数序列：$x(n)=-b^n u(-n-1)$

$$X(z)=\sum_{n=-\infty}^{\infty}-b^n u(-n-1)z^{-n}=\sum_{n=-\infty}^{-1}-b^n z^{-n}$$

$$=\sum_{n=1}^{\infty}-z^n=-\frac{z}{b-z}=\frac{1}{1-bz^{-1}}$$

$$\text{ROC：}|z|<|b|$$

一般情况下，左边序列的 Z 变换的收敛域一定在模值最小的有限极点所在的圆之内，不包括圆周，另外需要分情况讨论 $|z|=0$ 时序列的收敛情况。

（5）双边序列：$x(n)=\begin{cases}a^n, & n\geqslant 0 \\ b^{-n}, & n\leqslant -1\end{cases}$

$$X(z)=\sum_{n=-\infty}^{\infty}x(n)z^{-n}=\sum_{n=0}^{\infty}a^n z^{-n}-\sum_{n=-\infty}^{-1}b^n z^{-n}$$

$$=\frac{z}{z-a}+\frac{z}{z-b}$$

$$\text{ROC：}|a|<|z|<|b|$$

双边序列的 Z 变换的收敛域为一环状区域内部，不包括圆周，内边界为右边序列的模值最大的有限极点所在的圆，外边界为左边序列模值最小的有限极点所在的圆。

注意 Z 变换不具有唯一性。Z 变换的闭合形式的表达式不能唯一地表示时域信号。解决该模糊性的唯一方法是在给出闭合形式的表达式之后，定义收敛域。总之，一个离散时间信号 $x(n)$ 由它的 Z 变换 $X(z)$ 及 $X(z)$ 的收敛域共同唯一决定。

收敛域 ROC 具有如下性质。

性质 1：$X(z)$ 的 ROC 是在 z 平面内以原点为中心的圆。

性质 2：ROC 不包含极点。

性质 3：若 $x(n)$ 是有限长序列，ROC 是整个 z 平面，可能除去 $z=0/\infty$。

性质 4：若 $x(n)$ 是右边序列，ROC 为 $|z|=r$ 的外侧。

性质 5：若 $x(n)$ 是左边序列，ROC 为 $|z|=r$ 的内侧。

性质 6：若 $x(n)$ 是双边序列，ROC 为圆环。

4.2　Z 反变换

Z 反变换的形式如下：

$$x(n) = \frac{1}{2\pi\mathrm{j}} \oint_C X(z) z^{n-1} \mathrm{d}z \tag{4-4}$$

其中，积分是位于 $X(z)$ 的收敛域内、环绕原点的闭合曲线 C 上的围线积分。为了简化，C 可取 z 平面上 $X(z)$ 的收敛域内的圆。

求 Z 的反变换的常用方法主要有部分分式展开法。实际应用中，一般 $X(z)$ 是 z 或 z^{-1} 的有理式，为得到部分分式展开的形式，将 $X(z)$ 表示成 z^{-1} 的多项式之比：

$$X(z) = \frac{\displaystyle\sum_{k=0}^{M} b_k z^{-k}}{\displaystyle\sum_{k=0}^{N} a_k z^{-k}} \tag{4-5}$$

若求 $X(z)$ 的部分分式展开，可将其表示为

$$X(z) = \frac{b_0 \displaystyle\prod_{k=1}^{M} (1 - c_k z^{-1})}{a_0 \displaystyle\prod_{k=1}^{N} (1 - d_k z^{-1})} \tag{4-6}$$

其中，c_k 为 $X(z)$ 的非零值零点，d_k 为 $X(z)$ 的非零值极点。若 $M < N$，且极点都是一阶的，则 $X(z)$ 可以表示成

$$X(z) = \sum_{k=1}^{N} \frac{A_k}{1 - d_k z^{-1}} \tag{4-7}$$

$$A_k = (1 - d_k z^{-1}) X(z) \mid_{z = d_k} \tag{4-8}$$

例 4.2　已知序列 $x(n)$，其 Z 变换为 $X(z) = \dfrac{1}{\left(1 - \dfrac{1}{4} z^{-1}\right)\left(1 - \dfrac{1}{2} z^{-1}\right)}$，

$|z| > \dfrac{1}{2}$,求 $x(n)$。

解: $X(z)$ 的极点都是一阶的,因此可以表示成如下形式:

$$X(z) = \frac{A_1}{\left(1 - \dfrac{1}{4}z^{-1}\right)} + \frac{A_2}{\left(1 - \dfrac{1}{2}z^{-1}\right)}$$

$$X(z) = \sum_{k=1}^{N} \frac{A_k}{1 - d_k z^{-1}}, \quad A_k = (1 - d_k z^{-1})X(z)\big|_{z=d_k}$$

由上式可以分别求得 A_1,A_2:

$$A_1 = \left(1 - \frac{1}{4}z^{-1}\right)X(z)\big|_{z=\frac{1}{4}} = -1$$

$$A_2 = \left(1 - \frac{1}{2}z^{-1}\right)X(z)\big|_{z=\frac{1}{2}} = 2$$

$$X(z) = \frac{-1}{\left(1 - \dfrac{1}{4}z^{-1}\right)} + \frac{2}{\left(1 - \dfrac{1}{2}z^{-1}\right)}, \quad |z| > \frac{1}{2}$$

$$x(n) = 2\left(\frac{1}{2}\right)^n u(n) - \left(\frac{1}{4}\right)^n u(n)$$

4.3 Z 变换的性质和定理

Z 变换具有一些非常重要的性质和定理,是处理离散时间信号和系统的非常实用的工具。在本节中,我们将研究其中一些性质和定理。

(1) 线性。如果

$$x_1(n) \overset{z}{\leftrightarrow} X_1(z) \tag{4-9}$$

$$x_2(n) \overset{z}{\leftrightarrow} X_2(z) \tag{4-10}$$

则对于任何常数 a_1,a_2,有

$$x(n) = a_1 x_1(n) + a_2 x_2(n) \overset{z}{\leftrightarrow} X(z) = a_1 X_1(z) + a_2 X_2(z) \tag{4-11}$$

$$\text{ROC:} \ \text{ROC}_{x_1} \bigcap \text{ROC}_{x_2} \tag{4-12}$$

该性质的证明可以由线性的定义直接得出。

例 4.3　求 $x(n) = \cos(n\omega_0)u(n)$ 的 Z 变换。

解： 由欧拉公式可得

$$\cos(n\omega_0) = \frac{e^{j\omega_0 n} + e^{-j\omega_0 n}}{2}$$

如果知道两个指数序列的 Z 变换，即可得

$$a^n u(n) \overset{z}{\leftrightarrow} \frac{1}{1 - az^{-1}}, \quad |z| > |a|$$

将 a 分别用 $e^{j\omega_0 n}$ 和 $e^{-j\omega_0 n}$ 代入，即可得

$$(\cos\omega_0 n)u(n) \overset{z}{\leftrightarrow} \frac{1 - z^{-1}\cos\omega_0}{1 - 2z^{-1}\cos\omega_0 + z^{-2}}$$

收敛域：$|z| > 1$。

（2）时移。如果

$$x(n) \overset{z}{\leftrightarrow} X(z)$$

那么

$$x(n - k) \overset{z}{\leftrightarrow} z^{-k}X(z)$$
$$\text{ROC：ROC}_x$$

由于双边序列的收敛域已经是环状区域，不包括 $z = 0$ 和 $z = \infty$，因此序列移位后，Z 变换的收敛域不会发生变化，但 $n_0 > 0$ 时，要注意 $z = 0$ 和 $z = \infty$ 情况。

例 4.4　求以下信号的 Z 变换：

$$x(n) = \begin{cases} 1, & 0 \leqslant n \leqslant N-1 \\ 0, & \text{其他} \end{cases}$$

解： 根据 Z 变换的定义可得该信号的 Z 变换，实际上，

$$X(z) = \sum_{n=0}^{N-1} 1 \cdot z^{-n} = 1 + z^{-1} + \cdots + z^{-(N-1)} = \begin{cases} N, & z = 1 \\ \dfrac{1 - z^{-N}}{1 - z^{-1}}, & z \neq 1 \end{cases}$$

因为 $x(n)$ 是有限长序列，它的收敛域是整个 z 平面，但 $z=0$ 除外。应用线性和时移性质，我们也可以导出上述变换。$x(n)$ 可以用以下两个阶跃信号来表示：

$$x(n) = u(n) - u(n-N)$$
$$X(z) = Z\{u(n)\} - Z\{u(n-N)\} = (1-z^{-N})Z\{u(n)\}$$
$$Z\{u(n)\} = \frac{1}{1-z^{-1}}$$

收敛域：$|z| > 1$，则由线性和时移性质可以得到所求信号的 Z 变换。

（3）Z 域尺度变换。如果

$$x(n) \overset{z}{\leftrightarrow} X(z)$$

收敛域：$r_1 < |z| < r_2$。

那么对于任意常数 a，无论是实数或复数，都有

$$a^n x(n) \overset{z}{\leftrightarrow} X(a^{-1}z)$$

收敛域：$|a|r_1 < |z| < |a|r_2$。

根据此性质，可看出原序列 Z 变换所有的零、极点位置的尺度均改变了 a，若 a 为实数，则零、极点在 z 平面径向移动。

例 4.5 求以下信号的 Z 变换：

$$x(n) = a^n(\cos\omega_0 n)u(n)$$

解： $a^n(\cos\omega_0 n)u(n) \overset{z}{\leftrightarrow} \dfrac{1 - az^{-1}\cos\omega_0}{1 - 2az^{-1}\cos\omega_0 + a^2 z^{-2}}, \quad |z| > |a|$

（4）时间翻转。如果

$$x(n) \overset{z}{\leftrightarrow} X(z)$$

收敛域：$r_1 < |z| < r_2$。

那么

$$x(-n) \overset{z}{\leftrightarrow} X(z^{-1})$$

收敛域：$\dfrac{1}{r_1} < |z| < \dfrac{1}{r_2}$。

例 4.6　求以下信号的 Z 变换：

$$x(n) = u(-n)$$

解：
$$u(n) \overset{z}{\leftrightarrow} \frac{1}{1-z^{-1}}, \quad |z| > 1$$

使用上述时间翻转的性质可得

$$u(-n) \overset{z}{\leftrightarrow} \frac{1}{1-z}, \quad |z| < 1$$

（5）Z 域微分性。如果

$$x(n) \overset{z}{\leftrightarrow} X(z)$$

那么

$$nx(n) \overset{z}{\leftrightarrow} -z \frac{\mathrm{d}X(z)}{\mathrm{d}z}$$

$$\text{ROC: } \text{ROC}_x$$

例 4.7　求以下信号的 Z 变换：

$$x(n) = nu(n)$$

解：
$$Z[u(n)] = \sum_{n=0}^{\infty} z^{-n} = \frac{1}{1-z^{-1}}$$

两端同时对 z^{-1} 求导：

$$\sum_{n=0}^{\infty} n(z^{-1})^{n-1} = \frac{1}{(1-z^{-1})^2}$$

两端同时乘以 z^{-1}：

$$X(z) = Z[nu(n)] = \sum_{n=0}^{\infty} nz^{-n} = \frac{z}{(z-1)^2}, \quad |z| > 1$$

（6）时域卷积定理。如果

$$x_1(n) \overset{z}{\leftrightarrow} X_1(z)$$
$$x_2(n) \overset{z}{\leftrightarrow} X_2(z)$$

那么

$$x(n) = x_1(n) * x_2(n) \overset{z}{\leftrightarrow} X(z) = X_1(z) X_2(z)$$

$X(z)$ 的收敛域至少是 $X_1(z)$ 的收敛域和 $X_2(z)$ 的收敛域的交集。

例 4.8   求 $x_1(n) = a^n u(n)$ 和 $x_2(n) = u(n)$ 的卷积。

解:
$$X_1(z) = \frac{1}{1 - az^{-1}}, \quad |z| > |a|$$

$$X_2(z) = \frac{1}{1 - z^{-1}}, \quad |z| > 1$$

若 $|a| < 1$,则

$$Y(z) = X_1(z) X_2(z) = \frac{z^2}{(z-a)(z-1)}, \quad |z| > 1$$

$$Y(z) = \frac{1}{1-a} \left(\frac{1}{1 - z^{-1}} - \frac{a}{1 - az^{-1}} \right), \quad |z| > 1$$

$$y(n) = \frac{1}{1-a} [u(n) - a^{n+1} u(n)]$$

(7) 序列相关。如果

$$x_1(n) \overset{z}{\leftrightarrow} X_1(n)$$
$$x_2(n) \overset{z}{\leftrightarrow} X_2(n)$$

那么

$$r_{x_1 x_2}(l) = \sum_{n=-\infty}^{\infty} x_1(n) x_2(n-l) \overset{z}{\leftrightarrow} R_{x_1 x_2}(z) = X_1(z) X_2(z^{-1})$$

$R_{x_1 x_2}(z)$ 的收敛域至少是 $X_1(z)$ 的收敛域和 $X_2(z)$ 的收敛域的交集。

(8) 初值定理。对因果序列 $x(n)$,即 $x(n) = 0$,$n < 0$,有 $\lim\limits_{z \to \infty} X(z) = x(0)$,可以用来检验 $X(z)$ 的正确性。

4.4 有理 Z 变换

在 4.3 节中,Z 变换表达式 $X(z)$ 是有理函数的 Z 变换,即 z^{-1} 或 z 的多项式的比值,这是 Z 变换中的一个重要部分。本节我们将详细讨论这一类有理

Z 变换的相关问题。

首先我们介绍 Z 变换的零点和极点。Z 变换 $X(z)$ 的零点指的是使 $X(z)$ 的值为零的 z 值，Z 变换 $X(z)$ 的极点指的是使 $X(z)$ 的值为 ∞ 的 z 值。在有理 Z 变换中，$X(z)$ 是有理分式，则

$$X(z) = \frac{B(z)}{A(z)} = \frac{b_0 + b_1 z^{-1} + \cdots + b_M z^{-M}}{a_0 + a_1 z^{-1} + \cdots + a_N z^{-N}} = \frac{\displaystyle\sum_{k=0}^{M} b_k z^{-k}}{\displaystyle\sum_{k=0}^{N} a_k z^{-k}} \quad (4-13)$$

其中，假设 $a_0 \neq 0$，并且 $b_0 \neq 0$，可以按照下面的方式进行因式分解以去掉 $b_0 z^{-M}$ 和 $a_0 z^{-N}$，从而避免出现 z 的负幂指数：

$$X(z) = \frac{B(z)}{A(z)} = \frac{b_0 z^{-M}}{a_0 z^{-N}} \frac{z^M + \left(\dfrac{b_1}{b_0}\right) z^{M-1} + \cdots + \dfrac{b_M}{b_0}}{z^N + \left(\dfrac{a_1}{a_0}\right) z^{N-1} + \cdots + \dfrac{a_N}{a_0}} \quad (4-14)$$

由于 $B(z)$ 和 $A(z)$ 是 z 的多项式，式（4-14）可以表示为以下形式的分式：

$$X(z) = \frac{B(z)}{A(z)} = \frac{b_0}{a_0} z^{-M+N} \frac{(z-z_1)(z-z_2)\cdots(z-z_M)}{(z-p_1)(z-p_2)\cdots(z-p_N)} \quad (4-15)$$

$$X(z) = G z^{-M+N} \frac{\displaystyle\prod_{k=1}^{M}(z-z_k)}{\displaystyle\prod_{k=1}^{N}(z-p_k)} \quad (4-16)$$

其中，$G = \dfrac{b_0}{a_0}$。$X(z)$ 在 $z = z_1$，z_2，$\cdots$，z_M 处有 M 个有限零点，在 $z = p_1$，p_2，$\cdots$，p_N 处有 N 个有限极点。如果 $N > M$，$X(z)$ 在原点处有 $|N-M|$ 个零点；如果 $N < M$，$X(z)$ 在原点处有 $|N-M|$ 个极点。除此之外，极点和零点也有可能在 $z = \infty$ 处。如果 $X(\infty) = 0$，那么在 $z = \infty$ 处存在一个零点；如果 $X(\infty) = \infty$，那么在 $z = \infty$ 处存在一个极点。如果统计位于 $z = 0$ 和 $z = \infty$ 处的零点和极点，会发现 $X(z)$ 的零点和极点的数目是一样的。零点和极点不仅可以用代数形式定义，我们还可以用零极点图将 $X(z)$ 在复平面上画出来，

用(×)记号表示极点位置,用(o)记号表示零点位置。零极点若为多阶的,则用记号旁的数字表示。下面用一些例子说明零极点图的画法。

例 4.9   画出以下信号的零极点图:

$$x(n) = a^n u(n), \quad a > 0 \tag{4-17}$$

解: $X(z) = \dfrac{1}{1 - az^{-1}} = \dfrac{z}{z - a}$,收敛域:$|z| > a$。

所以 $X(z)$ 在 $z_1 = 0$ 处有一个零点,在 $p_1 = a$ 处有一个极点。图 4.1 为其零极点图。

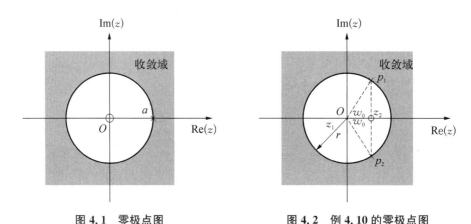

图 4.1   零极点图   图 4.2   例 4.10 的零极点图

例 4.10   求对应于零极点图 4.2 的 Z 变换及其信号。

解: 在 $z_1 = 0$,$z_2 = \cos\omega_0$ 处一共有两个零点,在 $p_1 = re^{j\omega_0}$,$p_2 = re^{-j\omega_0}$ 处共有两个极点。则可以得到

$$X(z) = G \frac{(z - z_1)(z - z_2)}{(z - p_1)(z - p_2)} = G \frac{z(z - r\cos\omega_0)}{(z - re^{j\omega_0})(z - re^{-j\omega_0})}$$

收敛域:$|z| > r$。

$$X(z) = G \frac{1 - rz^{-1}\cos\omega_0}{1 - 2rz^{-1}\cos\omega_0 + r^2 z^{-2}}$$

收敛域:$|z| > r$。

则 $x(n) = G(r^n \cos\omega_0 n)u(n)$。

由这个例子可知,当 p_1,p_2 共轭时,乘积 $(z - p_1)(z - p_2)$ 的结果是具有

实系数的多项式。一般情况下,如果一个多项式具有实系数,那么它的根或者是共轭复数对,或者是实数。

例 4.11　画出以下信号的零极点图:

$$x(n) = \begin{cases} a^n, & 0 \leqslant n \leqslant M-1 \\ 0, & \text{其他} \end{cases}$$

其中,$a > 0$。

解:　$X(z) = \sum_{n=0}^{M-1} (az^{-1})^n = \dfrac{1-(az^{-1})^M}{1-az^{-1}} = \dfrac{z^M - a^M}{z^{M-1}(z-a)}$

因为 $a > 0$,$z^M = a^M$ 有 M 个根:

$z_k = a^{\mathrm{j}2\pi k/M}$　$k = 0, 1, \cdots, M-1$

零点 $z_0 = a$ 抵消了在 $z = a$ 处的极点。
所以

$$X(z) = \frac{(z-z_1)(z-z_2)\cdots(z-z_{M-1})}{Z^{M-1}}$$

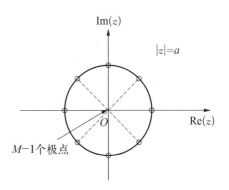

图 4.3　例 4.11 的零极点图

具有 $M-1$ 个零点和 $M-1$ 个极点,位置如图 4.3 所示,$M = 8$。 收敛域是除 $z = 0$ 以外的整个 z 平面,因为 $M-1$ 个极点位于原点处。

4.5　单边 Z 变换

首先我们介绍线性时不变系统的系统函数,在前面章节中已经指出,通过计算 $x(n)$ 和系统的单位采样响应的卷积可以获得线性时不变系统的一个输入序列 $x(n)$ 的输出,线性时不变系统的时域表示如下:

$$y(n) = x(n) * h(n) \tag{4-18}$$

由 Z 变换的时域卷积定理,我们可以将这个关系在 z 域上表示为

$$Y(z) = H(z)X(z)$$

其中,$Y(z)$ 是输出序列 $y(n)$ 的 Z 变换,$X(z)$ 是输入序列 $x(n)$ 的 Z 变换,而 $H(z)$ 是单位采样响应 $h(n)$ 的 Z 变换。根据

$$H(z) = \frac{Y(z)}{X(z)}$$

$$H(z) = Z[h(n)] = \sum_{n=-\infty}^{\infty} h(n)z^{-n}$$

式中，$h(n)$ 为系统的单位冲击响应。显然，$H(z)$ 表示了一个系统的 z 域特征，而 $h(n)$ 是该系统相应的时域特征。$H(z)$ 和 $h(n)$ 是一个系统在两个域上对等的表述。

一个因果线性时不变系统是一个单位采样响应 $h(n)$ 满足以下条件的系统：

$$h(n) = 0, \quad n < 0 \tag{4-19}$$

一个因果序列的 Z 变换的收敛域是圆的外部。所以当且仅当系统函数的收敛域是半径为 $r < \infty$ 的圆的外部(包括点 $z = \infty$)时，一个线性时不变系统是因果性的，即 $H(z)$ 的收敛域 ROC 满足 $R_{h-} < z \leqslant \infty$。

线性时不变系统的稳定性也可以用系统函数的特征项来表示。对于一个线性时不变系统，时域稳定的充要条件是

$$\sum_{n=-\infty}^{\infty} |h(n)| < \infty \tag{4-20}$$

由 Z 变换定义 $H(z) = \sum\limits_{n=-\infty}^{\infty} h(n)z^{-n}$。由此可知，线性时不变系统的 z 域稳定要满足

$$|H(z)| \leqslant \sum_{n=-\infty}^{\infty} |h(n)z^{-n}| = \sum_{n=-\infty}^{\infty} |h(n)||z^{-n}| \tag{4-21}$$

当在单位圆上计算时($|z| = 1$)，则需满足

$$|H(z)| \leqslant \sum_{n=-\infty}^{\infty} |h(n)| < \infty$$

因此，$H(z)$ 的收敛域 ROC 包含单位圆，则线性时不变系统稳定。

然而，我们需要强调的是，线性时不变系统的因果性和稳定性的条件是不同的，具有一个性质并不意味着也会具有另外一个性质。比如一个因果系统有可能是稳定的，也有可能是不稳定的，正如一个非因果系统也有可能是稳定的，也可能是不稳定的。接下来我们讨论一个因果且稳定的线性时不变系统的系统函数 $H(z)$ 判定。$H(z)$ 必须在 $1 \leqslant |z| \leqslant \infty$ 的平面内收敛，相当于系

统函数 $H(z)$ 的全部极点必须在 z 平面的单位圆之内,即 $R_{h-} < |z| \leqslant \infty$, $|R_{h-}| < 1$。

例 4.12 一个线性时不变系统由以下系统函数描述:

$$H(z) = \frac{3 - 4z^{-1}}{1 - 3.5z^{-1} + 1.5z^{-2}} = \frac{1}{1 - \dfrac{1}{2}z^{-1}} + \frac{1}{1 - 3z^{-1}}$$

指明 $H(z)$ 的收敛域并求满足以下条件的 $h(n)$:

(1) 系统是稳定的。

(2) 系统是因果的。

(3) 系统是非因果的。

解: 系统在 $z = \dfrac{1}{2}$ 和 $z = 3$ 处有极点。

(1) 因为系统是稳定的,它的收敛域必须包含单位圆,则 $\dfrac{1}{2} < |z| < 3$。

因此 $h(n)$ 是非因果的,给出下式:

$$h(n) = \left(\frac{1}{2}\right)^n u(n) - 2(3)^n u(-n-1) \tag{4-22}$$

(2) 因为系统是因果的,它的收敛域是 $|z| > 3$。因此,

$$h(n) = \left(\frac{1}{2}\right)^n u(n) + 2(3)^n u(n) \tag{4-23}$$

这种情况下系统是不稳定的。

(3) 如果系统是非因果的,它的收敛域是 $|z| < 0.5$。因此,

$$h(n) = -\left[\left(\frac{1}{2}\right)^n + 2(3)^n\right] u(-n-1) \tag{4-24}$$

这种情况下系统是不稳定的。

双边 Z 变换要求相应的信号在整个时域都有定义,这个要求阻碍了 Z 变换在非松弛系统的输出求解问题的实际应用。这类系统是由具有非零初始条件的差分方程描述的,因为输入应用在某个有限时间,比如 n_0,输入和输出信号在 $n \geqslant n_0$ 上都有定义,但在 $n < n_0$ 上绝对都是零。所以双边 Z 变换不能使

用,下面我们介绍用来求解具有初始条件的差分方程的单边 Z 变换。

求解具有初始条件的差分方程,$x(n)$ 的存在范围 $n \geqslant 0$,单边 Z 变换定义为

$$X^+(z) = Z[x(n)u(n)] = \sum_{n=0}^{\infty} x(n)z^{-n} \qquad (4-25)$$

也可以使用记号 $Z^+\{x(n)\}$ 和 $x(n) \overset{z^+}{\leftrightarrow} X^+(z)$。单边 Z 变换与双边 Z 变换不同的地方在求和的下限,不管当 $n < 0$ 时信号 $x(n)$ 是否为零,该下限总是为零。单边 Z 变换具有以下特点:

(1) 单边 Z 变换不包含时间为负值的时间信号 $x(n)$;

(2) 单边 Z 变换仅对因果信号是独特的,因为 $n < 0$ 时因果信号为零;

(3) $X^+(z)$ 的收敛域 ROC 总在一个圆的外部;

(4) 单边 Z 变换相当于信号 $x(n)$ 乘以 $u(n)$ 后进行双边 Z 变换。

我们所学过的几乎所有的双边 Z 变换的性质都可以转移到单边 Z 变换中来,但时移性质除外。分为两种情况,首先我们讨论时延的情况。

如果

$$x(n) \overset{z^+}{\leftrightarrow} X^+(z)$$

那么

$$x(n-k) \overset{z^+}{\leftrightarrow} z^{-k} \left[X^+(z) + \sum_{n=l}^{k} x(-n)z^n \right], \quad k > 0$$

当 $x(n)$ 是因果信号时,有

$$x(n-k) \overset{z^+}{\leftrightarrow} z^{-k} X^+(z) \qquad (4-26)$$

证明: 由定义可知

$$Z^+\{x(n-k)\} = z^{-k} \left[\sum_{l=-k}^{-l} x(l)z^{-l} + \sum_{l=0}^{\infty} x(l)z^{-l} \right]$$

$$= z^{-k} \left[\sum_{l=-1}^{-k} x(l)z^{-l} + X^+(z) \right]$$

通过将索引 l 改变为 $n = -l$,结果可以很容易得到。

例 4.13　求信号的单边 Z 变换：(1) $x(n) = a^n u(n)$；(2) $x_1(n) = x(n-2)$，其中，$x(n) = a^n$。

解：(1) 由定义我们很容易得到

$$X^+(z) = \frac{1}{1 - az^{-1}}$$

(2) 当 $k = 2$ 时，应用时移性质。实际上，可得

$$Z^+\{x(n-2)\} = z^{-2}\left[(z) + x(-1)z + x(-2)z^2\right]$$
$$= z^{-2}X^+(z) + x(-1)z^{-1} + x(-2)$$

因为 $x(-1) = a^{-1}$，$x(-2) = a^{-2}$，所以可以得到

$$X_1^+(z) = \frac{z^{-2}}{1 - az^{-1}} + a^{-1}z^{-1} + a^{-2}$$

时移性质的意义可以通过写成如下形式而直观地解释：

$$Z^+\{x(n-k)\}$$
$$= \left[x(-k) + x(-k+1)z^{-1} + \cdots x(-1)z^{-k+1}\right] + z^{-k}X^+(z), \quad k > 0$$

接下来我们讨论时间超前的情况：

如果

$$x(n) \overset{z^+}{\leftrightarrow} X^+(z)$$

那么

$$x(n+k) \overset{z^+}{\leftrightarrow} z^k\left[X^+(z) - \sum_{n=0}^{k-1} x(n)z^{-n}\right], \quad k > 0$$

证明：由定义可知

$$Z^+\{x(n+k)\} = \sum_{n=0}^{\infty} x(n+k)z^{-n} = z^k \sum_{l=k}^{\infty} x(l)z^{-l}$$

其中我们将求和的索引从 n 改变成 $l = n + k$。

$$X^+(z) = \sum_{n=0}^{\infty} x(l)z^{-l} = \sum_{l=0}^{k-1} x(l)z^{-l} + \sum_{l=k}^{\infty} x(l)z^{-l}$$

通过联合后面两项关系式,可以很容易得证。

例 4.14   根据例 4.13 给出的 $x(n)$,求下列信号的单边 Z 变换:

$$x_2(n) = x(n+2)$$

解:对 $k=2$ 应用时移定理。当 $k=2$ 时,可得

$$Z^+\{x(n+2)\} = z^2 X^+(z) - x(0)z^2 - x(1)z$$

但是 $x(0)=1$,$x(1)=a$,并且 $X^+(z) = 1/(1-az^{-1})$。从而

$$Z^+\{x(n+2)\} = \frac{z^2}{1-az^{-1}} - z^2 - az$$

时间超前的情况可以直观地解释如下。为了求得 $x(n+k)$,$k>0$,我们需要将 $x(n)$ 向左移动 k 个采样。移位性质的重要性在于可以用它来求解具有常系数和非零初始条件的差分方程。这使得单边 Z 变换成为分析线性回归时不变离散时间系统非常有用的工具。

4.6   Z 变换与差分方程的关系

单边 Z 变换是求解具有非零初始条件的差分方程的非常有效的工具。它是通过将与两个时域信号相关的差分方程简化为与它们的单边 Z 变换相关的等价的代数方程而实现的。常系数线性差分方程的一般形式为

$$\sum_{i=0}^{N} a_i y(n-i) = \sum_{i=0}^{M} b_i x(n-i) \tag{4-27}$$

若系统的初始状态为零,且输入 $x(n)$ 为因果序列,对式(4-27)两边同时做 Z 变换,并利用时移特性,可以得到

$$\sum_{i=0}^{N} a_i z^{-i} Y(z) = \sum_{i=0}^{M} b_i z^{-i} X(z)$$

系统函数 $H(z)$ 为

$$H(z) = \frac{Y(z)}{X(z)} = \frac{\displaystyle\sum_{i=0}^{M} b_i z^{-i}}{\displaystyle\sum_{i=0}^{N} a_i z^{-i}} = \frac{b_0 \displaystyle\prod_{i=1}^{M}(1-c_i z^{-1})}{a_0 \displaystyle\prod_{i=1}^{N}(1-d_i z^{-1})} \tag{4-28}$$

若系统的初始状态为非零,且输入 $x(n)$ 为因果序列,系统的输出为

$$y(n) = y_{zs}(n) + y_{zi}(n)$$

系统的零状态响应为

$$Y_{zs}(z) = H(z)X(z)$$

因为信号 $x(n)$ 是因果性的,则以前输入的所有信号的作用反映在初始条件 $y(-1)$, $\cdots$, $y(-N)$ 上。既然输入 $x(n)$ 是因果性的,而且我们只对 $n \geqslant 0$ 时的输出 $y(n)$ 的求解感兴趣,所以可以应用单边 Z 变换,这使得我们可以处理初始条件。系统的零输入响应为

$$Y_{zi}^{+}(z) = \frac{N_0(z)}{A(z)}$$

$$Y^{+}(z) = -\sum_{k=1}^{N} a_k z^{-k} \left[Y^{+}(z) + \sum_{n=l}^{k} y(-n) z^n \right] + \sum_{k=0}^{M} b_k z^{-k} X^{+}(z)$$

$$(4-29)$$

因为 $x(n)$ 是因果性的,我们可以设 $X^{+}(z) = X(z)$。 在任何情况下,式 (4-29) 可以表示为

$$Y^{+}(z) = \frac{\sum\limits_{k=0}^{M} b_k z^{-k}}{1 + \sum\limits_{k=1}^{N} a_k z^{-k}} X(z) - \frac{\sum\limits_{k=1}^{N} a_k z^{-k} \sum\limits_{n=1}^{k} y(-n) z^n}{1 + \sum\limits_{k=1}^{N} a_k z^{-k}} \quad (4-30)$$

$$= H(z)X(z) + \frac{N_0(z)}{A(z)}$$

其中,

$$N_0(z) = -\sum_{k=1}^{N} a_k z^{-k} \sum_{n=1}^{k} y(-n) z^n$$

利用 Z 变换求解差分方程步骤如下:差分方程两边进行 Z 变换、代入初始条件、在 z 域求解方程、Z 逆变换求时域解。下面通过例子详细说明如何利用 Z 变换求解差分方程。

例 4.15　求由以下的差分方程描述的系统的单位阶跃响应:

$$y(n) = 0.9y(n-1) - 0.81y(n-2) + x(n)$$

其初始条件是 $y(-1) = y(-2) = 1$。

解：系统函数是

$$H(z) = \frac{1}{1 - 0.9z^{-1} + 0.81z^{-2}}$$

这个系统具有两个复共轭极点：

$$p_1 = 0.9e^{j\pi/3}, \quad p_2 = 0.9e^{-j\pi/3}$$

单位阶跃序列的 Z 变换是

$$X(z) = \frac{1}{1 - z^{-1}}$$

因此，

$$Y_{zs}(z) = \frac{1}{(1 - 0.9e^{\frac{j\pi}{3}}z^{-1})(1 - 0.9e^{-\frac{j\pi}{3}}z^{-1})(1 - z^{-1})}$$

$$= \frac{0.0496 - j0.542}{1 - 0.9e^{\frac{j\pi}{3}}z^{-1}} + \frac{0.0496 + j0.542}{1 - 0.9e^{-\frac{j\pi}{3}}z^{-1}} + \frac{1.099}{1 - z^{-1}}$$

并且零状态响应是

$$y_{zs}(n) = \left[1.099 + 1.088(0.9)^n \cos\left(\frac{\pi}{3}n - 5.2°\right)\right] u(n)$$

对于初始条件 $y(-1) = y(-2) = 1$，Z 变换中额外的成分是

$$Y_{zi}(z) = \frac{N_0(z)}{A(z)} = \frac{0.09 - 0.81z^{-1}}{1 - 0.9z^{-1} + 0.81z^{-2}}$$

$$= \frac{0.045 + j0.4936}{1 - 0.9e^{\frac{j\pi}{3}}z^{-1}} + \frac{0.045 - j0.4936}{1 - 0.9e^{-\frac{j\pi}{3}}z^{-1}}$$

因而，零输入响应是

$$y_{zi}(n) = 0.988(0.9)^n \cos\left(\frac{\pi}{3}n + 87°\right) u(n)$$

这种情况下, 总的响应的 Z 变换是

$$Y(z) = Y_{zs}(z) + Y_{zi}(z)$$

$$= \frac{1.099}{1-z^{-1}} + \frac{0.568+j0.445}{1-0.9e^{\frac{j\pi}{3}}z^{-1}} + \frac{0.568-j0.445}{1-0.9e^{-\frac{j\pi}{3}}z^{-1}}$$

逆变换得到总响应的形式如下:

$$y(n) = 1.099u(n) + 1.44(0.9)^n \cos\left(\frac{\pi}{3}n + 38°\right)u(n)$$

4.7　小结

在本章中, 我们深入探讨了 Z 变换的相关内容。Z 变换作为一种强大的数学工具, 能够显著简化离散时间信号处理中的分析和设计过程, Z 变换在离散时间信号与系统中的作用, 正如拉普拉斯变换在连续时间信号与系统中的作用。在本章中, 我们先介绍了 Z 变换和 Z 反变换的基本概念, 强调了其在简化线性时不变系统的分析中的作用。Z 变换能将复杂的时间序列转换为容易处理的 z 域表达式, 这对于理解系统的动态特性至关重要。通过 z 域中的多项式, 我们能够透彻分析和设计各类数字滤波器, 以及它们对于各种不同频率成分信号的响应。

在线性时不变系统中, 输入信号 $x(n)$ 的 Z 变换 $X(z)$ 和系统函数 $H(z)$ 的乘积是卷积性质的结果, 其中 $H(z)$ 是系统的单位采样响应的 Z 变换。这一关系允许我们先计算乘积 $Y(z) = H(z)X(z)$, 然后求 $Y(z)$ 的逆变换, 从而求出一个线性时不变系统对一个 Z 变换为 $X(z)$ 的输入的输出响应 $y(n)$。

我们发现很多实际应用中有价值的信号都存在有理 Z 变换。由常系数线性差分方程刻画的线性时不变系统也具有有理系统函数。因此, 我们接着详细介绍了有理 Z 变换。对于有理 Z 变换, 部分分式展开的方法相对容易应用, 结合收敛域可以求得相应的时域上的序列。随后, 我们引入了单边 Z 变换, 来求解非零初始条件下由因果输入信号激励的因果系统的响应。

最后, 我们考虑了 z 域上线性时不变系统的特征, 重新讨论了对于线性时不变系统的稳定性和因果性的要求。我们已经证明, 一个因果系统具有系统函数 $H(z)$, 收敛域为 $|z| > r_1$, 其中 $0 < r_1 \leqslant \infty$。在一个稳定的因果系统中, $H(z)$

的极点位于单位圆内。另一方面,如果系统是非因果性的,稳定性条件要求单位圆包含在 $H(z)$ 的收敛域内。因此一个非因果性的稳定的线性时不变系统的系统函数,其极点同时位于单位圆内和圆外,具有包含单位圆的环状收敛域。

习题

1. 求下列信号的 Z 变换:

$$x(n) = \{3, 0, 0, 0, 0, \underset{\uparrow}{6}, 1, -4\}$$

2. 求下列信号的 Z 变换并给出相应的零极点图:

(1) $x(n) = (1+n)u(n)$。

(2) $x(n) = (-1)^n 2^{-n} u(n)$。

(3) $x(n) = \left(\dfrac{1}{2}\right)^n [u(n) - u(n-10)]$。

3. 求由下式给出的 Z 变换 $X(z)$ 的因果信号 $x(n)$:

(1) $X(z) = \dfrac{1 + 3z^{-1}}{1 + 3z^{-1} + 2z^{-2}}$。

(2) $X(z) = \dfrac{z^{-6} + z^{-7}}{1 - z^{-1}}$。

4. 用 Z 变换的方法求以下信号对的卷积:

(1) $x_1(n) = \left(\dfrac{1}{4}\right)^n u(n-1)$, $x_2(n) = \left[1 + \left(\dfrac{1}{2}\right)^n\right] u(n)$。

(2) $x_1(n) = u(n)$, $x_2(n) = \delta(n) + \left(\dfrac{1}{2}\right)^n u(n)$。

5. 求具有如下 Z 变换的所有可能的信号: $X(z) = \dfrac{1}{1 - 1.5z^{-1} + 0.5z^{-2}}$。

6. 设 $X_1(Z)$ 是 $x(n)$ 的单边 Z 变换,求 $y(n) = x(n+1)$ 的单边 Z 变换。

第 5 章

数字信号与系统的频率分析

傅里叶变换是多种数学工具中的重要一员,特别适用于线性时不变(LTI)系统的分析与设计。傅里叶级数也是另一个关键的数学工具。这两种信号表示方法本质上涉及将信号分解为一系列的正弦波(或复指数)成分。通过这种分解,我们能够将信号在频域中表示。事实上,大部分有实际应用价值的信号都可以分解成一系列的正弦波成分。对于周期性信号,这种分解称为傅里叶级数;而对于有限能量的非周期信号,则采用傅里叶变换进行分解。在 LTI 系统的分析中,这种分解尤其关键,因为当一个正弦信号输入 LTI 系统时,系统的响应将是一个频率相同但幅度和相位不同的正弦波。此外,LTI 系统的线性特性意味着正弦波成分的线性组合的输入将产生幅度和相位不同的相似正弦波成分的线性组合输出。这种 LTI 系统的行为使得信号的正弦波分解变得格外重要。尽管存在许多其他类型的信号分解方法,但只有正弦波(或复指数)信号的分解在经过 LTI 系统时才表现出这种预期的特性。

在学习信号的频率分析时,我们首先通过傅里叶级数和傅里叶变换的方法来研究连续时间的周期信号和非周期信号。随后,我们将讨论离散时间的周期信号和非周期信号。本章不仅将详细介绍傅里叶变换的特性,还将提供多个关于时频二重性的示例,尤其在生物医学工程领域内,这些工具对于分析和设计用于处理生物信号的系统至关重要。比如,在心电图(ECG)信号分析、脑电波(EEG)监测或其他生物电信号的处理中,傅里叶分析方法能够帮助我们理解这些信号中的频率成分,从而为诊断和研究提供有价值的信息。

5.1 连续时间信号的频率分析

当白光(如太阳光)通过一个棱镜时,会分散成一系列彩色光,这一过程可见于图5.1(a)。1672年,艾萨克·牛顿(Isaac Newton)在其向皇家学会提交的论文中,首次用"频谱"一词来形容由棱镜产生的色光连续带。为了探究这一现象,牛顿实验性地将第二个棱镜逆向放置于第一个棱镜的对面,结果是各色光线再次组合形成了白光,如图5.1(b)所示。通过在两个棱镜间加入一条狭缝,牛顿还发现阻挡一种或多种色光可以阻止它们到达第二个棱镜,导致重组的光线不复为白光。因此,在不引入任何其他变量的情况下,通过第一个棱镜的光线仅仅是被拆分为其组成的彩色光。而一旦将这些彩色光线完全重组,就能恢复成最初的白光。

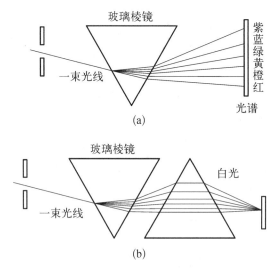

图5.1   使用玻璃棱镜分解和合成白光(太阳光)

(a) 分解;(b) 合成

随后,Joseph Fraunhofer 在测量由太阳和恒星发出的光时,发现所观察的光的频谱是由不同的有色光线组成的。几年后(19世纪中期),Gustav Kirchhoff 和 Robert Bunsen 发现,当化学元素加热到炽热时,它们会辐射出自己独特的有色光。据此,每种化学元素可由它自己的线频谱来识别。

在物理学中,我们知道不同颜色的光对应于可见光谱中的特定频率,这表明光的分解实际上是一种频率分析过程。类似地,信号频率分析涉及将信号分解为其正弦波成分,这一过程与光学中使用棱镜分解光线的原理相似,但在信号处理中,我们使用傅里叶分析的方法,包括傅里叶级数和傅里叶变换来达到这一目的。通过重新组合这些正弦波成分,我们可以重建原始信号,这一过程称为傅里叶合成。

正如不同化学成分发出的光具有不同的频率范围一样,不同的信号波形也具有不同的频率范围,为信号提供了一种识别签名。这一属性在生物医学工程领域尤为重要,因为通过分析来自人体的信号(如心电图、脑电图等)的频谱,我们可以识别出此人的健康状态或疾病。

在生物医学工程中,频谱分析尤其关键,因为它允许我们对人体产生的复杂信号进行解析。通过使用傅里叶分析,我们不仅可以分解这些信号以识别其基本频率成分,还可以通过频谱估计来分析和解释这些信号,从而提取出有关个体健康状况的重要信息。这种方法的应用范围广泛,包括但不限于心脏监测、脑活动分析以及疾病诊断和预测,已成为生物医学工程师在设计诊断工具和治疗方法时不可或缺的一部分。

5.1.1　连续时间周期信号的傅里叶级数

本节我们将探讨连续时间周期信号的频率分析,重点介绍傅里叶级数的概念和应用。周期信号,如方波、矩形波、三角波,以及正弦波和复指数信号,是许多工程和科学问题中的常见现象。傅里叶级数通过将这些信号表示为正弦信号或复指数信号的线性组合,为我们提供了一种分析这些周期信号的强大工具。

法国数学家傅里叶发现,通过使用一系列三角函数,可以描述物体的热传导和温度分布问题。虽然最初是为了研究热学问题而开发,傅里叶级数的方法如今已广泛应用于多个领域,包括光学、振动分析、系统理论和电磁场等,展示了其在解决各种类型问题上的广泛适用性。

我们回忆先前介绍过的具有如下形式的调和相关的复指数信号的线性组合:

$$x(t) = \sum_{k=-\infty}^{\infty} c_k e^{j2\pi k F_0 t} \tag{5-1}$$

它是基本周期 $T_p = 1/F_0$ 的周期信号。因此,我们可以把指数信号

$$\{e^{j2\pi k F_0 t}, \quad k=0, \pm 1, \pm 2, \cdots\}$$

视为基本的"模块",通过选择合适的基频和系数$\{c_k\}$,我们可以用这些"模块"来构造各种类型的周期信号。F_0 决定了 $x(t)$ 的基本周期,而系数$\{c_k\}$确定了波形的形状。

假设信号 $x(t)$ 是具有周期 T_p 的周期信号。我们可以用式(5-1)的级数来

表示这个周期信号,这可称为一个傅里叶级数,其中所选取的基频 F_0 是给定周期 T_p 的倒数。为了确定系数 $\{c_k\}$ 的表达式,我们先在式(5-1)两边乘上复指数

$$e^{-j2\pi F_0 lt}$$

其中,l 是一个整数,然后对得到的等式两边在单个周期上求积分,如从 0 到 T_p,或者更广义的从 t_0 到 $t_0 + T_p$,其中,t_0 是一个任意的但又是数学收敛的开始值。这样,我们就能得到

$$\int_{t_0}^{t_0+T_p} x(t) e^{-j2\pi l F_0 t} \, dt = \int_{t_0}^{t_0+T_p} e^{-j2\pi l F_0 t} \left(\sum_{k=-\infty}^{\infty} c_k e^{j2\pi k F_0 t} \right) dt \qquad (5-2)$$

为了求得式(5-2)右边的积分,我们交换求和与积分的顺序,并联合两个指数。从而有

$$\sum_{k=-\infty}^{\infty} c_k \int_{t_0}^{t_0+T_p} e^{j2\pi F_0 (k-l)t} \, dt = \sum_{k=-\infty}^{\infty} c_k \left[\frac{e^{j2\pi F_0 (k-l)t}}{j2\pi F_0 (k-l)} \right]_{t_0}^{t_0+T_p} \qquad (5-3)$$

对于 $k \neq l$,在下限和上限,即 t_0 和 $t_0 + T_p$,分别对式(5-3)右边求值,得到的结果是零。另一方面,如果 $k = l$,我们得到

$$\int_{t_0}^{t_0+T_p} dt = T_p$$

于是,式(5-2)简化为

$$\int_{t_0}^{t_0+T_p} x(t) e^{-j2\pi l F_0 t} \, dt = c_l T_p$$

因此,根据给定的周期信号,傅里叶系数的表达式是

$$c_l = \frac{1}{T_p} \int_{t_0}^{t_0+T_p} x(t) e^{-j2\pi l F_0 t} \, dt$$

既然 t_0 为任意值,那么这个积分就可以在任意长度为 T_p 的区间上求得,即在任意一个间隔为信号 $x(t)$ 的周期的区间上求得。因此,傅里叶级数系数的积分可以写成

$$c_l = \frac{1}{T_p} \int_{T_p} x(t) e^{-j2\pi l F_0 t} \, dt \qquad (5-4)$$

用傅里叶级数表示周期信号 $x(t)$ 的一个重要问题是,对于每个 t 值,级数

是否收敛于 $x(t)$，也就是说，对于每个 t 值，信号 $x(t)$ 和它的傅里叶级数表示是否相等：

$$\sum_{k=-\infty}^{\infty} c_k e^{j2\pi kF_0 t} \tag{5-5}$$

所谓的狄利克里条件(Dirichlet conditions)保证，除了使 $x(t)$ 不连续的 t 值外，式(5-5)表示的级数将等于 $x(t)$。对于所有这些 t 值，式(5-5)收敛于不连续的中点(均值)。狄利克里条件如下：

(1) 在任何一个周期中，信号 $x(t)$ 具有有限个不连续点；

(2) 在任何一个周期中，信号 $x(t)$ 包含有限个最大值和最小值；

(3) 在任何一个周期中，信号 $x(t)$ 是绝对可积的，即

$$\int_{T_p} |x(t)| \, dt < \infty \tag{5-6}$$

所有有实际意义的周期信号都满足这些条件。

较弱的条件，即信号在一个周期内所具有的有限能量

$$\int_{T_p} |x(t)|^2 dt < \infty \tag{5-7}$$

保证了在差值信号中的能量

$$e(t) = x(t) - \sum_{k=-\infty}^{\infty} c_k e^{j2\pi kF_0 t}$$

为零，即使 $x(t)$ 不能保证与它的傅里叶级数在所有 t 值上都相等。如果式(5-6)成立，则式(5-7)必然成立，但反过来不一定成立。存在可以表示成傅里叶级数的信号，但是不满足式(5-7)和狄利克里条件。也就是说这些条件是充分非必要条件。

根据上述讨论，如果信号 $x(t)$ 为周期信号，并且满足狄利克里关系，则该周期信号可以表示成式(5-1)所示的傅里叶级数，其系数由式(5-4)确定。

一般而言，傅里叶级数 c_k 是复数。如果周期信号是实数，易证得 c_k 和 c_{-k} 是一对共轭复数。若

$$c_k = |c_k| \, e^{j\theta_k}$$

则

$$c_{-k} = |c_k| \ \mathrm{e}^{-\mathrm{j}\theta_k}$$

由此推得傅里叶级数的另一种表示形式

$$x(t) = c_0 + 2\sum_{k=1}^{\infty} |c_k| \ \cos(2\pi k F_0 t + \theta_k) \tag{5-8}$$

其中,当 $x(t)$ 为实数时,c_0 是实数值。

我们将式(5-8)中的余弦函数展开可以求得傅里叶级数的又一种形式:

$$\cos(2\pi k F_0 t + \theta_k) = \cos 2\pi k F_0 t \cos \theta_k - \sin 2\pi k F_0 t \sin \theta_k \tag{5-9}$$

$$x(t) = a_0 + \sum_{k=1}^{\infty} (a_k \cos 2\pi k F_0 t - b_k \sin 2\pi k F_0 t)$$

其中,$a_0 = c_0$,$a_k = 2 |c_k| \cos \theta_k$,$b_k = 2 |c_k| \sin \theta_k$。

综上,式(5-1)、式(5-8)和式(5-9)为实周期信号的傅里叶级数的三种等价表达形式。

5.1.2　周期信号的功率密度谱

一个周期信号具有无限能量,但是具有一个有限的平均功率:

$$P_x = \frac{1}{T_p} \int_{T_p} |x(t)|^2 \mathrm{d}t \tag{5-10}$$

将式(5-1)中的共轭复数形式替换式(5-10)中的 $x^*(t)$,可以得到:

$$
\begin{aligned}
P_x &= \frac{1}{T_p} \int_{T_p} x(t) \sum_{k=-\infty}^{\infty} c_k^* \ \mathrm{e}^{-\mathrm{j}2\pi k F_0 t} \mathrm{d}t \\
&= \sum_{k=-\infty}^{\infty} c_k^* \left[\frac{1}{T_p} \int_{T_p} x(t) \mathrm{e}^{-\mathrm{j}2\pi k F_0 t} \mathrm{d}t \right] \\
&= \sum_{k=-\infty}^{\infty} |c_k|^2
\end{aligned}
\tag{5-11}
$$

由此可得到关系:

$$P_x = \frac{1}{T_p} \int_{T_p} |x(t)|^2 \mathrm{d}t = \sum_{k=-\infty}^{\infty} |c_k|^2 \tag{5-12}$$

即为功率信号的帕塞瓦关系式。

为了说明式(5-12)的物理意义,假设 $x(t)$ 包含一个单复指数

$$x(t) = c_k e^{j2\pi k F_0 t}$$

这种情况下,除了 c_k,所有傅里叶级数系数都是零。因此,信号的平均功率是

$$P_x = |c_k|^2$$

显然,$|c_k|^2$ 表示信号的第 k 个谐波成分的功率。因此,周期信号中的总平均功率是所有谐波平均功率的简单求和。

如果我们将 $|c_k|^2$ 当作频率 kF_0 的函数画出来,其中 $k = 0, \pm 1, \pm 2, \cdots$,那么我们得到的图将表明周期信号的功率是如何分布在不同的频率成分上的。图 5.2 所示的这个图谱称为周期信号 $x(t)$ 的功率密度谱。因为周期信号中的功率仅存在于离散的频率值上,所以我们说该信号具有线谱。位于两个连续的谱线之间的间隔等于基本周期 T_p 的倒数,然而频谱的形状取决于信号的时域特性。

正如前面所示,傅里叶级数的系数 $|c_k|$ 是复数值,也就是说,它们可以表示为

$$c_k = |c_k| e^{j\theta_k}$$

其中,

$$\theta_k = \measuredangle c_k$$

我们可以画出作为频率的函数的幅度谱 $\{|c_k|\}$ 和相位谱 $\{\theta_k\}$,来取代画出功率密度谱。显然,周期信号的功率谱密度是幅度谱的平方。在功率谱密度中,相位信息完全遭到了破坏或者没有出现。

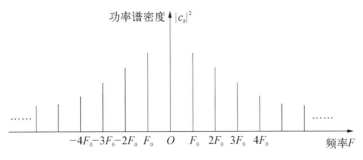

图 5.2 一个周期信号的功率密度谱

如果周期信号是实数值,那么傅里叶级数的系数 $\{c_k\}$ 满足条件

$$c_{-k} = c_k^*$$

因此，$|c_k|^2 = |c_k^*|^2$。由此可得，功率谱是频率的一个对称函数。这个条件也意味着，幅度谱是关于原点对称的（偶对称），而相位谱是一个奇函数。由于对称，仅定义一个实周期信号正频率的频谱就足够。此外，总平均功率可以表示为

$$\begin{aligned} P_x &= c_0^2 + 2\sum_{k=1}^{\infty} |c_k|^2 \\ &= a_0^2 + \frac{1}{2}\sum_{k=1}^{\infty}(a_k^2 + b_k^2) \end{aligned} \tag{5-13}$$

这直接来自 5.1.1 节中给出的傅里叶级数表达式中的系数 $\{a_k\}$、$\{b_k\}$ 和 $\{c_k\}$ 的关系式。

5.1.3　连续时间非周期信号的傅里叶变换

在 5.1.1 节中，我们通过傅里叶级数推导了周期信号，将其表示为调和相关的复指数信号的线性组合。由于信号的周期性，我们观察到这些信号的线谱中具有等距离的线。相邻线的间隔等于基频，也就是说，它是信号的基本周期的倒数。这种解释可以视为基本周期对应于每单位频率的线数的表达方式，即线密度。

在生物医学工程中，我们经常遇到周期性信号，例如心电图（ECG）和脑电图（EEG）。通过对这些信号进行傅里叶变换，我们可以分析它们的频谱特征。很明显，如果允许周期无限制地增大，那么线间隔将趋于零。在极限情况下，当周期变为无限时，信号变为非周期信号，其频谱变得连续。这个论证表明，非周期信号的频谱将是以某个周期 T 重复该非周期信号而得到的相应周期信号的线谱的包络。在医学图像处理中，这种频谱分析方法可以用来识别不同生物信号的特征，并帮助医生进行诊断和治疗。

考虑一个如图 5.3(a)所示的、具有无限时长的非周期信号 $x(t)$。由这个非周期信号，我们生成一个具有周期 T_P 的周期信号 $x_p(t)$，如图 5.3(b)所示。显然，在极限 $T_P \to \infty$ 处 $x_p(t) = x(t)$，即

$$x(t) = \lim_{T_p \to \infty} x_p(t) \tag{5-14}$$

这个解释意味着，通过简单地取极限 $T_P \rightarrow \infty$，我们能够从 $x_p(t)$ 的频谱中获得 $x(t)$ 的频谱。

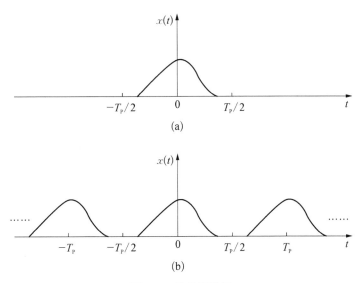

图 5.3　信号频谱图

(a) 非周期信号 $x(t)$；(b) 以周期 T_p 重复 $x(t)$ 构造的周期信号 $x_p(t)$

从 $x_p(t)$ 的傅里叶级数表示式入手：

$$x_p(t) = \sum_{k=-\infty}^{\infty} c_k \mathrm{e}^{\mathrm{j}2\pi k F_0 t} \tag{5-15}$$

其中，

$$F_0 = \frac{1}{T_P} \tag{5-16}$$

$$c_k = \frac{1}{T_P} \int_{-T_P/2}^{T_P/2} x_p(t) \mathrm{e}^{-\mathrm{j}2\pi k F_0 t} \mathrm{d}t \tag{5-17}$$

因为对于 $-T_P/2 \leqslant T_P/2$，$x_p(t) = x(t)$，所以式(5-17)可表示为

$$c_k = \frac{1}{T_P} \int_{-T_P/2}^{T_P/2} x(t) \mathrm{e}^{-\mathrm{j}2\pi k F_0 t} \mathrm{d}t \tag{5-18}$$

对于 $|t| > T_P/2$，$x(t) = 0$ 也是对的。因此，式(5-18)中积分的极限可以用从 $-\infty$ 到 $+\infty$ 替换。现在来定义被称为 $x(t)$ 的傅里叶变换的函数 $X(F)$：

$$X(F) = \int_{-\infty}^{+\infty} x(t) e^{-j2\pi Ft} dt \tag{5-19}$$

$X(F)$ 被称为连续变量 F 的函数。它不依赖于 T_P 或 F_0。傅里叶系数 c_k 可以用 $X(F)$ 来表示：

$$c_k = \frac{1}{T_P} X(kF_0)$$

或等价为

$$T_P c_k = X(kF_0) = X\left(\frac{k}{T_P}\right) \tag{5-20}$$

这样,傅里叶系数就是 $X(F)$ 在 F_0 的整数倍处的采样,并乘上因子 F_0,可以得到：

$$x_p(t) = \frac{1}{T_P} \sum_{k=-\infty}^{\infty} X\left(\frac{k}{T_p}\right) e^{j2\pi kF_0 t} \tag{5-21}$$

当 T_P 趋于无限时,我们希望得到式(5-21)的极限。首先,我们定义 $\Delta F = 1/T_P$。这样代替后成为

$$\int_{-\infty}^{\infty} |x(t)| \, dt < \infty \tag{5-22}$$

由傅里叶变换的定义,很容易得出第三个条件。实际上,

$$|X(F)| = \left|\int_{-\infty}^{\infty} x(t) e^{-j2\pi Ft} dt\right| \leqslant \int_{-\infty}^{\infty} |x(t)| \, dt$$

所以,如果式(5-22)满足,则 $|X(F)| < \infty$。

傅里叶变换存在的较弱的条件是 $x(t)$ 具有有限能量,即

$$\int_{-\infty}^{\infty} |x(t)|^2 \, dt < \infty \tag{5-23}$$

如果一个信号 $x(t)$ 是绝对可积的,那么它也将具有有限能量。也就是说,如果

$$\int_{-\infty}^{\infty} |x(t)| \, dt < \infty$$

则有

$$E_x = \int_{-\infty}^{\infty} |x(t)|^2 \mathrm{d}t < \infty \qquad (5-24)$$

然而,反过来不成立。也就是说,信号也许具有有限能量,但不是绝对可积的。例如,信号

$$x(t) = \frac{\sin 2\pi k F_0 t}{\pi t} \qquad (5-25)$$

是平方可积的,但不是绝对可积的。该信号的傅里叶变换是

$$X(F) = \begin{cases} 1, & |F| \leqslant F_0 \\ 0, & |F| > F_0 \end{cases} \qquad (5-26)$$

显然,狄利克里条件是傅里叶变换存在的充分条件,但并非必要条件。在任何情况下,几乎所有的有限能量信号都存在傅里叶变换,因此我们不必过分担心在实际中极少遇到的病态信号。在生物医学工程中,我们常常处理各种类型的生物信号,如心电图(ECG)、脑电图(EEG)和生物声音等。这些信号通常是有限能量信号,因此它们的傅里叶变换是存在的。因此,虽然狄利克里条件对于确保傅里叶变换的存在性是重要的,但在处理实际生物医学信号时,我们通常不会受到病态信号的影响。

5.1.4 周期非信号的能量密度谱

设 $x(t)$ 是任意能量有限信号,其傅里叶变化为 $X(F)$。它的能量是

$$E_x = \int_{-\infty}^{\infty} |x(t)|^2 \mathrm{d}t$$

上式也可以转化成用 $X(F)$ 表示,如下所示:

$$E_x = \int_{-\infty}^{\infty} x(t) x^*(t) \mathrm{d}t = \int_{-\infty}^{\infty} x(t) \mathrm{d}t \left[\int_{-\infty}^{\infty} x^*(F) \mathrm{e}^{-\mathrm{j}2\Omega F t} \mathrm{d}F \right]$$

$$= \int_{-\infty}^{\infty} X^*(F) \mathrm{d}F \left[\int_{-\infty}^{\infty} x(t) \mathrm{e}^{-\mathrm{j}2\pi F t} \mathrm{d}t \right]$$

$$= \int_{-\infty}^{\infty} |X(F)|^2 \mathrm{d}F$$

因此,我们总结得到

$$E_x = \int_{-\infty}^{\infty} |x(t)|^2 \mathrm{d}t = \int_{-\infty}^{\infty} |X(F)|^2 \mathrm{d}F \qquad (5-27)$$

这就是非周期有限能量信号的帕塞瓦关系式,表达了时域和频域能量守恒的原理。

一般而言,一个信号的频谱 $X(F)$ 是复数值。因此它通常表示成极坐标形式

$$X(F) = |X(F)| \, e^{j\Theta(F)}$$

其中,$|X(F)|$ 是幅度谱,而 $\Theta(F)$ 是相位谱:

$$\Theta(F) = \measuredangle X(F)$$

另一方面

$$S_{xx}(F) = |X(F)|^2 \qquad (5-28)$$

是式(5-27)中的被积函数,作为频率的函数表示信号中的能量分布。因此 $S_{xx}(F)$ 称为 $x(t)$ 的能量密度谱。对 $S_{xx}(F)$ 在所有频率上进行积分可得到信号中的总能量。从另外一个角度看,在频带 $F_1 \leqslant F \leqslant F_1 + \Delta F$ 上的信号 $x(t)$ 中的能量是

$$\int_{F_1}^{F_1 + \Delta F} S_{xx}(F) \mathrm{d}F \geqslant 0$$

它意味着对于所有的 F,$S_{xx}(F) \geqslant 0$。

从式(5-28)我们看到,$S_{xx}(F)$ 不包含任何相位信息,即 $S_{xx}(F)$ 完全是非负实数。因为相位谱不包含在式 $S_{xx}(F)$ 中,所以在给定 $S_{xx}(F)$ 的条件下不可能重建信号。

最后,对于傅里叶级数的情况,容易证明,如果信号是实数,则可以得到

$$S_{xx}(-F) = S_{xx}(F) \qquad (5-29)$$

换言之,一个实信号的能量谱密度是偶对称的。

5.2　离散时间信号的频率分析

在5.1节中,我们推导了连续时间周期信号的傅里叶级数表示,以及有限

能量非周期信号的傅里叶变换。现在,我们将继续针对离散时间信号进行推导。

连续时间周期信号的傅里叶级数表示包含无限个频率成分,这些频率成分之间的间隔是 $1/T$,其中 T 是信号的基本周期。然而,离散时间信号的频率范围仅限于 $(-\pi, -\pi)$ 或 $(0, 2\pi)$ 区间。对于基本周期为 N 的离散时间信号,其傅里叶级数表示最多包含 N 个频率成分,这些频率成分被 $2\pi/N$ 弧度或 $f = 1/N$ 周期分隔开来。因此,连续时间周期信号和离散时间周期信号的傅里叶级数表示在频率成分数量上存在基本区别。在生物医学工程中,我们常常需要对信号进行频谱分析,以了解生物信号的特征和属性。对于离散时间信号,通过傅里叶变换,我们可以将其表示为频率成分的和,从而更好地理解信号在频域上的特性。这种频域分析对于处理和解释生物医学信号数据具有重要意义,例如在心电图(ECG)和脑电图(EEG)分析中。

5.2.1　离散时间周期信号的傅里叶级数

给定一个周期为 N 的周期序列 $x(n)$,也就是说,对于所有 n, $x(n) = x(n+N)$。 $x(n)$ 的傅里叶级数表示由 N 个调和相关的指数函数组成:

$$e^{j2\pi kn/N}, \quad k = 0, 1, \cdots, N-1$$

并表示为

$$x(n) = \sum_{k=0}^{N-1} c_k e^{\frac{j2\pi kn}{N}} \tag{5-30}$$

其中,$\{c_k\}$ 是级数表达式中的系数。

为了推导傅里叶系数的表达式,我们使用如下公式:

$$\sum_{n=0}^{N-1} e^{\frac{j2\pi kn}{N}} = \begin{cases} N, & k = 0, \pm N, \pm 2N, \cdots \\ 0, & \text{其他} \end{cases} \tag{5-31}$$

应用几何求和公式可直接证明式(5-31),

$$\sum_{n=0}^{N-1} a^n = \begin{cases} N, & a = 1 \\ \dfrac{1-a^N}{1-a}, & a \neq 1 \end{cases} \tag{5-32}$$

傅里叶系数 c_k 的表达式可通过在两边乘上指数 $e^{-j2\pi ln/N}$,然后从 $n = 0$ 到

$n = N - 1$ 求乘积之和获得。因此,

$$\sum_{n=0}^{N-1} x(n) e^{-j2\pi ln/N} = \sum_{n=0}^{N-1} \sum_{k=0}^{N-1} c_k e^{\frac{j2\pi(k-l)n}{N}} \tag{5-33}$$

如果先对 n 求和,在式(5-33)右边得到

$$\sum_{n=0}^{N-1} e^{\frac{j2\pi(k-l)n}{N}} = \begin{cases} N, & k-l = 0, \pm N, \pm 2N, \cdots \\ 0, & \text{其他} \end{cases} \tag{5-34}$$

其中,我们使用了式(5-31)。因此,式(5-33)的右边简化为 N_{c_l},而且因为

$$c_l = \frac{1}{N} \sum_{n=0}^{N-1} x(n) e^{-j2\pi ln/N}, \quad l = 0, 1, \cdots, N-1 \tag{5-35}$$

这样我们就得到了所期待的用信号表示的傅里叶系数的表达式。

用于离散时间周期信号的傅里叶分析和傅里叶合成的关系式总结如下:

合成等式:
$$x(n) = \sum_{k=0}^{N-1} c_k e^{\frac{j2\pi kn}{N}} \tag{5-36}$$

分析等式:
$$c_k = \sum_{n=0}^{N-1} x(n) e^{-\frac{j2\pi kn}{N}} \tag{5-37}$$

式(5-36)通常称为离散时间傅里叶级数(DTFS)。傅里叶系数 $\{c_k\}$,$k = 0$,$1, \cdots, N-1$ 提供了频域中 $x(n)$ 的描述,这是从 c_k 表示与以下频率成分相关的幅度和相位的意义上来说的:

$$s_k(n) = e^{j2\pi kn/N} = e^{j\omega_k n}$$

其中,$\omega_k = 2\pi k/N$。

我们之前讲到函数 $s_k(n)$ 是具有周期 N 的周期函数。因此 $s_k(n) = s_k(n+N)$。 由于这种周期性,当从范围 $k = 0$,$1, \cdots, N-1$ 之外来看时,可得出傅里叶系数 c_k 也满足周期性条件。由于式(5-37)对于每个 k 值都成立,我们得到

$$c_{k+N} = \frac{1}{N} \sum_{n=0}^{N-1} x(n) e^{-\frac{j2\pi(k+N)n}{N}} = \frac{1}{N} \sum_{n=0}^{N-1} x(n) e^{-\frac{j2\pi kn}{N}} = c_k \tag{5-38}$$

因此,当扩展到范围以外时,傅里叶系数形成了一个周期序列。所以

$$c_{k+N} = c_k$$

也就是说，$\{c_k\}$ 是具有基本周期 N 的周期序列。从而，一个具有周期 N 的周期信号 $x(n)$ 的频谱是具有周期 N 的周期序列。因此信号或者它的频谱的任何 N 个连续采样提供了时域上或频域上该信号的完全描述。

虽然傅里叶系数形成了周期序列，但是我们将会集中在范围为 $k=0$，1，$\cdots$，$N-1$ 的单个周期上。由于 $0 \leqslant k \leqslant N-1$，这等于覆盖了频域上的基本范围 $0 \leqslant \omega_k \leqslant 2\pi k/N$，所以是方便的。相反的是，频率范围 $-\pi < \omega_k = 2\pi k/N \leqslant \pi$ 与 $-N/2 < \omega_k \leqslant N/2$ 对应，当 N 是奇数时，这会造成不便。如果我们使用采样率 F_s，范围就取 $0 \leqslant k \leqslant N-1$，与频率范围 $0 \leqslant F \leqslant F_s$ 对应。

5.2.2　周期信号的功率谱密度

周期为 N 的离散时间周期信号的平均功率定义如下：

$$P_x = \frac{1}{N} \sum_{n=0}^{N-1} |x(n)|^2 \tag{5-39}$$

我们现将推导出用傅里叶系数 $\{c_k\}$ 表示的 P_x 表达式。

如果在式(5-39)中使用关系式(5-36)，那么可得

$$P_x = \frac{1}{N} \sum_{n=0}^{N-1} x(n) x^*(n)$$

可得

$$P_x = \frac{1}{N} \sum_{n=0}^{N-1} x(n) \left(\sum_{n=0}^{N-1} c_k^* e^{-j2\pi kn/N} \right)$$

现在，我们交换两个求和的顺序，并利用式(5-37)，得到

$$P_x = \sum_{k=0}^{N-1} c_k^* \left[\frac{1}{N} \sum_{n=0}^{N-1} x(n) e^{-\frac{j2\pi kn}{N}} \right] = \sum_{k=0}^{N-1} |c_k|^2 = \frac{1}{N} \sum_{n=0}^{N-1} |x(n)|^2 \tag{5-40}$$

这就是周期信号的平均功率表达式，即信号中的平均功率是各个频率成分的功率之和。我们将式(5-40)视为离散周期信号的帕塞瓦关系式。对于 $k=0$，1，$\cdots$，$N-1$，序列 $|c_k|^2$ 是频率的函数的功率分布，即周期信号的功率密度谱。

对在单个周期上的序列 $x(n)$ 的能量感兴趣，则式(5-40)意味着

$$E_N = \sum_{n=0}^{N-1} |x(n)|^2 = N \sum_{k=0}^{N-1} |c_k|^2 \tag{5-41}$$

与之前的连续时间周期信号的结果是一致的。如果信号 $x(n)$ 是实信号，易得到

$$c_k^* = c_{-k} \tag{5-42}$$

或等价为

$$|c_{-k}| = |c_k| \quad (\text{偶对称}) \tag{5-43}$$

$$-\measuredangle c_{-k} = \measuredangle c_k \quad (\text{奇对称}) \tag{5-44}$$

周期信号幅度谱和相位谱的这些对称特性，连同周期特性，对离散时域信号的频域有非常重要的影响。

实际上，联合式(5-38)、式(5-43)和式(5-44)，可得

$$|c_k| = |c_{N-k}| \tag{5-45}$$

而且

$$\measuredangle c_k = -\measuredangle c_{N-k} \tag{5-46}$$

更具体地，可得

$$|c_0| = |c_N|, \quad \measuredangle c_0 = -\measuredangle c_N = 0$$

$$|c_1| = |c_{N-1}|, \quad \measuredangle c_1 = -\measuredangle c_{N-1}$$

$$\left|c_{\frac{N}{2}}\right| = \left|c_{\frac{N}{2}}\right|, \quad \measuredangle c_{\frac{N}{2}} = 0 \qquad N \text{ 为偶数}$$

$$\left|c_{\frac{N-1}{2}}\right| = \left|c_{\frac{N-1}{2}}\right|, \quad \measuredangle c_{\frac{N-1}{2}} = -\measuredangle c_{\frac{N+1}{2}} \qquad N \text{ 为奇数}$$

这样，对于一个实信号，当 N 是偶数时，$k=0, 1, \cdots, N/2$；当 N 是奇数时，$k=0, 1, \cdots, (N-1)/2$，频谱 c_k 就完全描述了频域上的信号。这与离散时间信号所表示的最高相关频率等于 π 的事实是一致的。实际上，如果 $0 \leqslant \omega_k \leqslant 2\pi k/N \leqslant \pi$，那么 $0 \leqslant k \leqslant N/2$。

通过利用一个实信号的傅里叶级数系数的对称特性，式(5-36)中的傅里叶级数也可以表示成如下的替换形式：

$$x(n) = c_0 + 2\sum_{k=1}^{L} |c_k| \cos\left(\frac{2\pi}{N}kn + \theta_k\right) \tag{5-47}$$

$$=a_0 + \sum_{k=1}^{L} \left(a_k \cos \frac{2\pi}{N} kn - b_k \sin \frac{2\pi}{N} kn \right) \qquad (5-48)$$

其中，$a_0 = c_0$，$a_k = 2\,|c_k|\cos\theta_k$，$b_k = 2\,|c_k|\sin\theta_k$。而且如果 N 是偶数，那么 $L = N/2$；如果 N 是奇数，那么 $L = (N-1)/2$。

最后我们注意到，在连续时间信号的情况下，功率密度谱 $|c_k|^2$ 不包含任何相位信息。谱是周期离散的，它的周期和信号本身的基本周期相等。

5.3　离散时间信号的傅里叶变换

在生物医学工程领域，离散时间信号的傅里叶变换（DTFT）是一种强大的分析工具，它使得从复杂生物信号中提取有价值的信息成为可能。它不仅能够揭示隐藏在信号频域中的特征，还能深入洞察疾病诊断和生物医学研究。例如，通过分析心电图（ECG）信号的频率成分，可以检测出心律不齐等心脏疾病；通过脑电图（EEG）信号的频域分析，可以帮助理解睡眠模式、癫痫发作以及其他脑功能障碍。通过本节的学习，读者将能够掌握离散时间信号傅里叶变换的基本概念和技术，为将来在生物医学工程领域的研究和应用打下坚实的基础。

5.3.1　离散时间非周期信号的傅里叶变换

正如连续时间非周期能量信号的情况，离散时间非周期能量有限信号的频率分析涉及时域信号的傅里叶变换。

能量有限离散时间信号 $x(n)$ 的傅里叶变换的定义如下：

$$X(\omega) = \sum_{n=-\infty}^{\infty} x(n) e^{-j\omega n} \qquad (5-49)$$

在物理意义上，$X(\omega)$ 表示信号 $x(n)$ 的频率内容。换言之，$X(\omega)$ 是 $x(n)$ 的分解，由 $x(n)$ 的频率成分组成。

我们看到，离散时间能量有限的傅里叶变换和能量有限模拟信号的傅里叶变换之间有两个基本的差别。第一，对于连续时间信号，傅里叶变换和信号的频谱的频率范围是 $(-\infty, \infty)$。然而，对于离散时间信号，频谱的频率范围只在频率区间 $(-\pi, \pi)$ 或者等价的 $(0, 2\pi)$ 上。这一特性可反映在信号的傅里

叶变换上。实际上,$X(\omega)$ 是周期为 2π 的周期信号,即

$$
\begin{aligned}
X(\omega + 2\pi k) &= \sum_{n=-\infty}^{\infty} x(n) \mathrm{e}^{-\mathrm{j}(\omega + 2\pi k)n} \\
&= \sum_{n=-\infty}^{\infty} x(n) \mathrm{e}^{-\mathrm{j}\omega n} \mathrm{e}^{-\mathrm{j}2\pi kn} \\
&= \sum_{n=-\infty}^{\infty} x(n) \mathrm{e}^{-\mathrm{j}\omega n} = X(\omega)
\end{aligned}
\tag{5-50}
$$

第二个基本差别也是信号离散时间本质的结果。因为信号在时间上是离散的,所以信号的傅里叶变换将涉及项的求和而不是在时间连续信号的情况下的积分。

因为 $X(\omega)$ 是频率变量 ω 的周期函数,所以只要如前面所描述的傅里叶级数 $x(n)$ 存在的条件满足,它就具有傅里叶级数表达式。实际上,由式(5-49)给出的序列的傅里叶变换的定义式,我们看到 $X(\omega_0)$ 具有傅里叶级数的形式。该级数表达式中的傅里叶系数是序列 $x(n)$ 的值。

总之,离散时间非周期信号的傅里叶变换如下:

合成等式(逆变换): $\quad x(n) = \dfrac{1}{2\pi} \displaystyle\int_{2\pi}^{\pi} X(\omega) \mathrm{e}^{\mathrm{j}\omega} \mathrm{d}\omega$ $\qquad$ (5-51)

分析等式(正变换): $\quad X(\omega) = \displaystyle\sum_{n=-\infty}^{\infty} x(n) \mathrm{e}^{-\mathrm{j}\omega n}$ $\qquad$ (5-52)

5.3.2 傅里叶变换和 Z 变换的关系

序列 $x(n)$ 的 Z 变换的定义如下:

$$
X(z) = \sum_{n=-\infty}^{\infty} x(n) z^{-n}, \quad \text{收敛域:} \ r_2 < |z| < r_1
\tag{5-53}
$$

其中 $r_2 < |z| < r_1$ 是 $X(z)$ 的收敛区间。让我们把复变量 z 表示成极坐标的形式:

$$
z = r \mathrm{e}^{\mathrm{j}\omega}
\tag{5-54}
$$

其中 $r = |z|$,而且 $\omega = \measuredangle z$。在 $X(z)$ 的收敛区间内,我们将 $z = r\mathrm{e}^{\mathrm{j}\omega}$ 代入式(5-53)得到

$$X(z)\big|_{z=re^{j\omega}} = \sum_{n=-\infty}^{\infty} \left[x(n)r^{-n} \right] e^{-j\omega n} \tag{5-55}$$

从式(5-55)的关系,我们注意到 $X(z)$ 可以解释为序列 $x(n)r^{-n}$ 的傅里叶变换。如果 $r<1$,加权因子 r^{-n} 随着 n 增长,如果 $r>1$,加权因子 r^{-n} 随着 n 衰减。另外,如果当 $|z|=1$ 时,$X(z)$ 收敛,那么

$$X(z)\big|_{z=re^{j\omega}} \equiv X(\omega) = \sum_{n=-\infty}^{\infty} x(n) e^{-j\omega n} \tag{5-56}$$

因此,傅里叶变换可以视为序列的 Z 变换在单位圆上的取值。如果 $X(z)$ 在区域 $|z|=1$ 内不收敛,即如果单位圆不包含在 $X(z)$ 的收敛区域内,那么傅里叶变换 $X(\omega)$ 不存在。图 5.4 展示了如下序列 $X(z)$ 和 $X(\omega)$ 的关系,其中 $A=1$,而 $L=10$。

$$x(n) = \begin{cases} A, & 0 \leqslant n \leqslant L-1 \\ 0, & \text{其他} \end{cases}$$

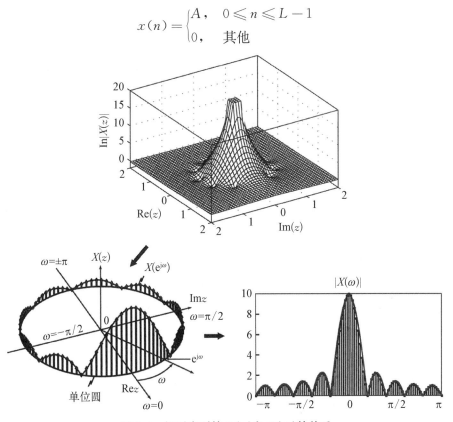

图 5.4　矩形序列的 $X(z)$ 和 $X(\omega)$ 的关系

我们应该注意 Z 变换的存在要求序列 $\{x(n)r^{-n}\}$ 对于某些 r 值绝对可和,也即

$$\sum_{n=-\infty}^{\infty} |x(n)r^{-n}| < \infty \qquad (5-57)$$

因此,如果式(5-57)仅在 $r > r_0 > 1$ 的值上收敛,那么虽然 Z 变换存在,但是傅里叶变换不存在。例如当 $|a| > 1$ 时,形式为 $x(n) = a^n u(n)$ 的因果序列就是这种情况。然而,有一些序列不满足式(5-57)的要求,如序列

$$x(n) = \frac{\sin \omega_c n}{\pi n}, \quad -\infty < n < \infty \qquad (5-58)$$

这个序列没有 Z 变换,因为它具有有限能量,所以它的傅里叶变换在均方意义上收敛于不连续函数 $X(\omega)$,定义如下:

$$X(\omega) = \begin{cases} 1, & |\omega| < \omega_c \\ 0, & \omega_c < |\omega| \leqslant \pi \end{cases} \qquad (5-59)$$

总之,Z 变换的存在要求对于平面上的某个区域式(5-57)是满足的。如果这个区域包含单位圆,那么傅里叶变换 $X(\omega)$ 存在。然而,针对有限能量信号定义的傅里叶变换的存在不一定能保证 Z 变换的存在。

5.4 线性时不变系统的频域特性

在本节中,我们将探讨线性时不变系统在频域中的特性,以复指数函数和正弦函数作为基本激励信号来分析系统的行为。系统的特性将通过一个称为频率响应的函数来描述,这个函数是系统的冲激响应的傅里叶变换。

频率响应函数能够完整地描述线性时不变系统在频域中的行为。这使得我们能够计算系统对任意加权组合的正弦或复指数信号的稳态响应。由于周期信号,特别是在它们经过傅里叶级数分解后,可以看作是各种频率的复指数信号的加权和,因此计算这些信号对于线性时不变系统的响应将变得相对简单。而对于非周期信号,可以视为无穷小复指数信号的叠加,因此这种方法同样适用于非周期信号。

通过这种频域分析的方法,我们能够更加深入地理解系统对于不同频率

成分的响应,从而在生物医学信号处理中更精确地分析和识别信号特征,为医学诊断和研究提供更为可靠的依据。

5.4.1　对复指数和正弦信号的响应：频率响应函数

在离散时间信号与系统中,我们介绍了任何弛豫线性时不变系统对输入信号 $x(n)$,可以通过卷积公式进行计算：

$$y(n) = \sum_{k=-\infty}^{\infty} h(k)x(n-k) \tag{5-60}$$

在这个输入-输出关系中,系统特性是通过时域单位的采样响应 $\{h(n), -\infty < n < \infty\}$ 进行描述的。为了推导系统的频域特性,我们尝试使用复指数信号来激励系统：

$$x(n) = A\mathrm{e}^{j\omega n}, \quad -\infty < n < \infty \tag{5-61}$$

其中,A 为幅度,ω 为限制在频率区间 $[-\pi, \pi]$ 上的任意频率值。将式(5-61)代入式(5-60),可以得到响应函数：

$$y(n) = \sum_{k=-\infty}^{\infty} h(k)\left[A\mathrm{e}^{j\omega(n-k)}\right] = A\left[\sum_{k=-\infty}^{\infty} h(k)\mathrm{e}^{-j\omega k}\right]\mathrm{e}^{j\omega n} \tag{5-62}$$

可以观察到,式(5-62)方括号中的项是频率变量 ω 的函数。值得思考的是,这一项是系统单位采样响应 $h(k)$ 的傅里叶变换。我们可以把这个函数表示为

$$H(\omega) = \sum_{k=-\infty}^{\infty} h(k)\mathrm{e}^{-j\omega k} \tag{5-63}$$

显而易见,函数 $H(\omega)$ 存在的条件是系统必须是 BIBO 稳定的,即

$$\sum_{n=-\infty}^{\infty} |h(n)| < \infty$$

利用式(5-63)中的定义,系统对式(5-61)给出的复指数信号的响应为

$$y(n) = AH(\omega)\mathrm{e}^{j\omega n} \tag{5-64}$$

我们注意到,响应同样是复指数形式,并且和输入具有相同的频率,但比输入多了一个倍乘因子 $H(\omega)$。

由于这一特性,我们称式(5-61)中的指数信号为系统的特征函数。换句话说,系统的特征函数是一种输入信号,其输出与输入之间相差一个常数倍乘因子。这个倍乘因子称为系统的特征值。在这种情况下,形如式(5-61)的复指数信号即为线性时不变系统的特征函数,而在输入信号频率处的特征值即为相应的特征值。

接下来,如果改变输入信号的频率,那么系统对输入的影响就会产生改变,因此输出也会相应变化。如果输入序列是频率为 π 的复指数信号,即

$$x(n) = A e^{j\pi n}, \quad -\infty < n < \infty \tag{5-65}$$

那么在 $\omega = \pi$ 处,

$$H(\pi) = \frac{1}{1 - \frac{1}{2} e^{-j\pi}} = \frac{2}{3}$$

此时系统的输出为

$$y(n) = \frac{2}{3} A e^{j\pi n}, \quad -\infty < n < \infty \tag{5-66}$$

这里,$H(\pi)$ 是一个纯实数,也就是说与 $H(\pi)$ 有关的相位在 $\omega = \pi$ 处为零。

因此,输入在幅度上乘上了一个因子 $H(\pi) = \frac{2}{3}$,但相位移动却为零。

一般地,$H(\omega)$ 是频率变量 ω 的复值函数,因此 $H(\omega)$ 可以表示成点斜式,即表示为

$$H(\omega) = | H(\omega) | e^{j(-)(\omega)} \tag{5-67}$$

其中,$| H(\omega) |$ 是 $H(\omega)$ 的幅度,并且

$$\Theta(\omega) = \sphericalangle H(\omega)$$

这是在频率 ω 处系统加到输入信号上的相移。

因为 $H(\omega)$ 是 $\{h(k)\}$ 的傅里叶变换,可以推出 $H(\omega)$ 是周期为 2π 的周期函数。进而我们可以把式(5-63)视为 $H(\omega)$ 的指数傅里叶级数扩展式,而 $h(k)$ 视为傅里叶级数的系数。单位冲激响应 $h(k)$ 与 $H(\omega)$ 存在的积分关系为

$$h(k) = \frac{1}{2\pi}\int_{-\pi}^{\pi} H(\omega)\mathrm{e}^{j\omega k}\,\mathrm{d}\omega \qquad (5-68)$$

对具有实值冲激响应的线性时不变系统,其幅度和相位的函数具有对称特性,即 $H_{\mathrm{R}}(\omega) = H_{\mathrm{R}}(-\omega)$,同时 $H_{\mathrm{I}}(\omega) = -H_{\mathrm{I}}(-\omega)$。进而我们可以得到 $|H(\omega)|$ 是 ω 的偶函数,$\Theta(\omega)$ 是 ω 的奇函数。所以,如果知道了 $|H(\omega)|$ 和 $\Theta(\omega)$ 在 $0 \leqslant \omega \leqslant \pi$ 上的值,也就可以得到这两个函数在 $-\pi \leqslant \omega \leqslant 0$ 上的值。

$H(\omega)$ 的幅度和相位函数满足对称的特性。正统函数可以表示为两个复共轭指数函数的和或差,这就意味着线性时不变系统在正弦信号的激励下得到的响应在形式上类似于输入时复指数信号的响应。

经过上述讨论我们可以得出一个结论,$H(\omega)$ 或等价的 $|H(\omega)|$ 和 $\Theta(\omega)$ 完全描述了系统对任意频率的正弦输入信号的影响。所以称 $H(\omega)$ 为系统的频率响应。相应地,$|H(\omega)|$ 称为系统的幅度响应,$\Theta(\omega)$ 称为系统的相位响应。由此我们可以利用线性系统的叠加性计算系统的响应。

我们可以考虑系统输入是正弦信号的任意线性组合来观察其响应,通过此例子来强化对该结论的理解。对于输入:

$$x(n) = \sum_{i=1}^{L} A_i \cos(\omega_i n + \phi_i), \quad -\infty < n < \infty$$

其中,$\{A_i\}$ 和 $\{\phi_i\}$ 是相应频率分量的幅度和相位,可以得到系统的响应为

$$y(n) = \sum_{i=1}^{L} A_i \mid H(\omega_i) \mid \cos[\omega_i n + \phi_i + \Theta(\omega_i)] \qquad (5-69)$$

其中,$|H(\omega_i)|$ 和 $\Theta(\omega_i)$ 分别表征输入信号中各频率分量经过系统后所对应的幅度和相位。

系统的频率响应 $H(\omega)$ 决定了系统对不同频率的输入正弦信号的响应。例如,如果在某些频率上 $H(\omega) = 0$,那么在这些频率点的正弦信号可能会完全被系统抑制,而其他频率的正弦信号经过系统后可能不会受到任何衰减(甚至可能被某种程度地放大)。实际上,我们可以将线性时不变系统的功能视为对不同频率正弦信号的滤波器,其中某些频率分量可以通过,而其他频率分量则可能被抑制或禁止通过。在生物医学信号处理中,这种理解可以帮助我们设计和选择合适的滤波器来增强或抑制特定频率范围内的信号,从而更有效

地分析和识别生物信号中的特征。

5.4.2　正弦输入信号的稳态和暂态响应

在前面小节的讨论中,我们可以得到线性时不变系统对作用于 $n=-\infty$ 的指数和正弦输入信号的响应。由于这种特性我们通常称这些信号为无穷指数和无穷正弦。此时输出端的响应就是稳态响应而没有暂态响应。

从另一个角度出发,如果指数或正弦信号作用于有限的时刻,比如说确定在 $n=0$,那么系统的响应就应该包括两项:暂态响应和稳态响应。暂态响应通常还由两部分构成:系统的零输入响应和输入信号产生的暂态响应。

通常,所有的线性时不变 BIBO 系统,在 $n=0$ 或其他有限时刻受到复指数信号或正弦信号输入激励时都有上述的特点。可以思考的是,当 $n \to \infty$ 时,暂态响应衰减趋于零,剩下的只有前面小节计算的稳态响应。在实际的应用中,许多系统的暂态响应是不重要的,因此计算系统对正弦输入的响应时,暂态响应常常可以忽略。

5.4.3　周期输入信号的稳态响应

假设输入到稳定的线性时不变系统的是基本周期为 N 的周期信号 $x(n)$。由于这样的信号存在于 $-\infty < n < \infty$,所以系统在任意时刻 n 的总响应就仅仅等于稳态响应。

为了进一步的计算,我们用傅里叶级数来表示周期性信号:

$$x(n) = \sum_{k=0}^{N-1} c_k e^{\frac{j2\pi kn}{N}}, \quad k=0,1,\cdots,N-1 \tag{5-70}$$

其中,$\{c_k\}$ 是傅里叶级数的系数。此时,系统对复指数信号

$$x_k(n) = c_k e^{\frac{j2\pi kn}{N}}, \quad k=0,1,\cdots,N-1$$

的响应为

$$y_k(n) = c_k H\left(\frac{2\pi k}{N}\right) e^{\frac{j2\pi kn}{N}}, \quad k=0,1,\cdots,N-1 \tag{5-71}$$

其中,

$$H\left(\frac{2\pi k}{N}\right) = H(\omega)\Big|_{\omega = \frac{2\pi k}{N}}, \quad k = 0, 1, \cdots, N-1$$

利用线性系统的叠加性原则,得到系统对式(5-70)中的周期信号 $x(n)$ 的响应为

$$y(n) = \sum_{k=0}^{N-1} c_k H\left(\frac{2\pi k}{N}\right) e^{\frac{j2\pi kn}{N}}, \quad -\infty < n < \infty \quad (5-72)$$

上述推论表明系统对周期性输入信号 $x(n)$ 的响应也是周期性的,同样以 N 为周期。$y(n)$ 的傅里叶级数系数为

$$d_k \equiv c_k H\left(\frac{2\pi k}{N}\right), \quad k = 0, 1, \cdots, N-1 \quad (5-73)$$

因此线性系统可能会改变周期输入信号的形状,因为傅里叶级数各分量的幅度发生了缩放,或者是相位发生了移动。但是系统并不会影响周期性输入信号的周期。

5.4.4　非周期输入信号的响应

根据卷积定理可以处理该类问题。若 $x(n)$ 表示输入序列,$y(n)$ 表示输出序列,$h(n)$ 表示系统的单位采样响应,那么根据卷积定理得出:

$$Y(\omega) = H(\omega)X(\omega) \quad (5-74)$$

写成点斜式可以表示为

$$|Y(\omega)| = |H(\omega)| \, |X(\omega)| \quad (5-75)$$

$$\measuredangle Y(\omega) = \measuredangle H(\omega) + \measuredangle X(\omega) \quad (5-76)$$

作为系统的固有特性,能量有限、非周期的信号包含许多连续的频率分量。线性时不变系统通过它的频率响应函数,会衰减输入信号中的某些频率分量而放大其他的分量。因此系统的作用就像是滤波器一样。$H(\omega)$ 的波形可以让我们看出哪些频率增强了,哪些衰减了。同时其角度也决定了输入信号中连续的频率分量经过系统后产生的相移,它也是频率的函数。若系统对输入信号的频谱变化是非预期的,那么我们称系统引起了幅度和相位的失真。

同时要特别注意的是,线性时不变系统的输出不可能包含输入信号中没有的频率分量,而线性时变系统或非线性系统可以产生输入信号中不存在的频率分量。

5.5 线性时不变系统的频率响应

在这一节中,我们将继续挖掘 LTI 系统的特性,重点聚焦在计算具有有理系统函数的 LTI 系统频率响应上。回忆之前的章节,这类 LTI 系统在时域是用常系数差分方程进行描述的。

5.5.1 具有有理系统函数系统的频率响应

从之前的讨论中我们知道,若系统函数 $H(z)$ 收敛在单位圆上,就可以通过计算其在单位圆上的值来得到系统的频率响应,即

$$H(\omega) = H(z)\mid_{z=e^{j\omega}} = \sum_{n=-\infty}^{\infty} h(n)e^{-j\omega n} \tag{5-77}$$

在这种前提下,$H(z)$ 是一个有理函数,且形式为 $H(z) = B(z)/A(z)$,于是得出

$$H(\omega) = \frac{B(\omega)}{A(\omega)} = \frac{\sum_{k=0}^{M} b_k e^{-j\omega k}}{1 + \sum_{k=1}^{N} a_k e^{-j\omega k}} \tag{5-78}$$

$$= b_0 \frac{\prod_{k=1}^{M}(1 - z_k e^{-j\omega})}{\prod_{k=1}^{N}(1 - p_k e^{-j\omega})} \tag{5-79}$$

其中,a_k 和 b_k 是实数,但 z_k 和 p_k 可能是复数。

进一步探索,我们有时需要将 $H(\omega)$ 的幅度平方值表示为 $H(z)$ 的形式。我们可以通过研究 $H^*(\omega)$,即 $H(\omega)$ 的共轭来得到其具体的形式。根据上述 $H(\omega)$ 的有理系统函数推算,我们可以得到 $H^*(1/z^*) = H(z^{-1})$。因此,$H^*(\omega) = H(-\omega)$,且可以得到我们想要的形式:

$$| H(\omega) |^2 = H(\omega)H^*(\omega) = H(\omega)H(-\omega) = H(z)H(z^{-1})\big|_{z=\mathrm{e}^{\mathrm{j}\omega}}$$

$$(5-80)$$

根据 Z 变换的相关性定理，$H(z)H(z^{-1})$ 是单位采样响应 $h(n)$ 的自相关序列 $r_{\mathrm{hh}}(m)$ 的 Z 变换。根据维纳-辛钦定理，可以得出 $|H(\omega)|^2$ 是 $r_{\mathrm{hh}}(m)$ 的傅里叶变换。

这里我们需要注意，给定 $H(z)$ 是计算 $H(z^{-1})$ 以及 $|H(\omega)|^2$ 的直接方法。然而反过来，给定 $|H(\omega)|^2$ 或相应的冲激响应 $h(n)$ 来计算 $H(z)$ 却不是一种直接的方法。这是因为 $|H(\omega)|^2$ 并没有包含 $H(\omega)$ 中的相位信息！所以我们无法得到唯一的 $H(z)$。

5.5.2　频率响应函数的计算

作为频率的函数，在我们计算幅度响应和相位响应的时候，$H(\omega)$ 可以很方便地表示为极点和零点的形式，因此可以直接将 $H(\omega)$ 写成因子形式：

$$H(\omega) = b_0 \frac{\prod\limits_{k=1}^{M}(1-\mathrm{e}^{-\mathrm{j}\omega k})}{\prod\limits_{k=1}^{N}(1-p_k\mathrm{e}^{-\mathrm{j}\omega k})} \tag{5-81}$$

或等价的

$$H(\omega) = b_0 \mathrm{e}^{\mathrm{j}\omega(N-M)} \frac{\prod\limits_{k=1}^{M}(\mathrm{e}^{\mathrm{j}\omega}-z_k)}{\prod\limits_{k=1}^{N}(\mathrm{e}^{\mathrm{j}\omega}-p_k)} \tag{5-82}$$

我们可以发现，$H(\omega)$ 的幅度等于式(5-82)中所有项的幅度之积。因为 $\mathrm{e}^{\mathrm{j}\omega(N-M)}$ 的幅度是 1。继续观察相位可以发现，$H(\omega)$ 的相位等于分子中所有因子的相位之和再减去分母中所有因子的相位。我们可以直接得知，增益项 b_0 的相位是 0 或者 π，这取决于其正负。显然当我们知道了系统函数 $H(z)$ 的零极点，就可以计算出频率响应。

这里还需要介绍对于 $H(z)$ 响应的几何解释，这对于理解傅里叶变换的幅度和相位是非常有用的。靠近单位圆存在零点，会让频率响应的幅度在靠近该零点的单位圆上的点所对应的频率处的值变小；相反，靠近单位圆存在极点,会让频率响应的幅度在靠近该极点的频率处的值变大,因而极点具有与零点相反的效果。并且两者出现在附近可以抵消彼此对频率响应的影响。在设计数字滤波器时,观测零极点至关重要。

5.6　作为频率选择滤波器的线性时不变系统

滤波器是生物医学工程领域中常见的术语,用于描述一种设备,根据输入端对象的特定属性进行过滤,以允许部分信号通过。例如,空气过滤器仅允许空气通过,而阻止空气中的灰尘颗粒通过。油过滤器同样执行类似的功能,不同之处在于它允许油通过,但将污垢颗粒聚集在入口处,阻止它们通过。在生物医学领域,滤波器的应用也十分广泛,比如用于手术室中过滤空气中的微生物,以确保手术操作的洁净度。

线性时不变系统具有类似的滤波作用,根据其频率响应特性 $H(\omega)$ 调整输入信号的频谱 $X(\omega)$,产生输出信号的频谱 $Y(\omega)=H(\omega)X(\omega)$。这种性质取决于系统参数的选择,比如描述系统特性的差分方程系数 $\{a_k\}$ 和 $\{b_k\}$。因此,通过适当选择这些系数,可以设计出频率选择滤波器,允许某些频段的信号通过,而衰减其他频段的信号。

从本节前后的描述来看,任何线性时不变系统都可视为频率整形滤波器,即使不是完全阻止部分或全部频率分量。因此,"线性时不变系统"和"滤波器"这两个术语可以互换使用。滤波器在生物医学工程中得到广泛应用,包括从生物信号中去除噪声,调节医疗设备的频率响应,以及在医学图像处理中去除伪影等。

5.6.1　理想滤波器特性

在信号处理领域,理想滤波器是指在频率域上具有完全截止的滤波器。常见的滤波器类型包括低通、高通、带通、带阻和全通滤波器。这些滤波器的理想幅度响应特性如图 5.5 所示。从图上可以看出,这些理想滤波器在通带部分具有常数增益(通常视为单位增益),而在阻带部分的增益为零。

理想滤波器的另外一个特性是线性相位响应。为了说明这一点,假设一个信号序列 $\{x(n)\}$ 的频率分量限制在频率范围 $\omega_1 < \omega < \omega_2$ 内,这个信号通过具有以下频率响应的滤波器:

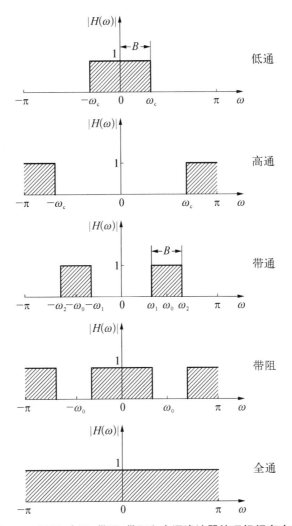

图 5.5　低通、高通、带通、带阻和全通滤波器的理想频率响应

$$H(\omega) = \begin{cases} Ce^{-j\omega n_0}, & \omega_1 < \omega < \omega_2 \\ 0, & \text{其他} \end{cases} \qquad (5\text{-}83)$$

其中，C 和 n_0 是常数。滤波器输出端的信号频谱为

$$\begin{aligned} Y(\omega) &= X(\omega)H(\omega) \\ &= CX(\omega)e^{-j\omega n_0}, \quad \omega_1 < \omega < \omega_2 \end{aligned} \qquad (5\text{-}84)$$

利用傅里叶变换的缩放与时移特性，得到时域输出：

$$y(n) = Cx(n - n_0) \tag{5-85}$$

因此,滤波器输出仅仅是延时和幅度缩放的输入信号的另一种形式。纯延时是可以忍受的,这并不认为是信号的失真,同样,幅度缩放也不认为是信号失真。所以,理想滤波器在其带通范围内,具有线性相频特性,即

$$\Theta(\omega) = -\omega n_0 \tag{5-86}$$

相位对频率的导数为单位延迟,可以将信号延时定义成频率的函数:

$$\tau_g(\omega) = -\frac{d\Theta(\omega)}{d\omega} \tag{5-87}$$

$\tau_g(\omega)$ 通常称为滤波器的包络时延或群时延。我们把 $\tau_\xi(\omega)$ 解释为信号频率为 ω 的信号分量从输入到输出通过系统后所经历的延时。注意,当式(5-86)中的 $\Theta(\omega)$ 为线性时,$\tau_g(\omega) = n_0 =$ 常数。在这种情况下,输入信号的所有频率分量都经历相同的延时。

总之,理想滤波器在它的通频带内,具有常数的幅频特性和线性的相频特性。在所有情况下,这些滤波器都是物理上不可实现的,它们只能作为实际滤波器的数学理想化模型。例如,理想低通滤波器的冲激响应为

$$h_{lp}(n) = \frac{\sin \omega_c \pi n}{\pi n}, \quad -\infty < n < \infty \tag{5-88}$$

我们注意到,这个滤波器不具有因果性,也不是绝对可和的,因此它也是不稳定的。所以,这个理想滤波器是物理上不可实现的。物理上可实现的滤波器的频率响应特性在实际中可以非常接近理想滤波器,这将在后续章节中进行介绍。

在接下来的讨论中,我们通过在 z 平面放置极点和零点,来设计一些简单的数字滤波器。我们已经描述了极点和零点的位置如何影响系统的频率响应特性,特别是在 5.2.2 节,我们介绍了使用图形方法,从零点-极点图来计算频率响应特性。这种方法同样可以用来设计许多具有期望频率响应特性的、简单但很重要的数字滤波器。

放置零点-极点的基本原则:在单位圆上对应于需要加强频率的点附近放置极点,在需要拉低的频率点处附近放置零点。此外,还必须注意以下约束:

(1) 为了保证滤波器的稳定,所有极点必须放置在单位圆内,而零点可以

放在 z 平面上的任何位置。

（2）为了使滤波器系数是实数,所有复值的零点和极点必须以复共轭对的形式出现。

从前面的讨论可知,对于一个给定的零点-极点模型,系统函数 $H(z)$ 可以表示为

$$H(z) = \frac{\sum\limits_{k=0}^{M} b_k z^{-k}}{1 + \sum\limits_{k=1}^{N} a_k z^{-k}} = b_0 \frac{\prod\limits_{k=1}^{M}(1 - z_k z^{-1})}{\prod\limits_{k=1}^{N}(1 - p_k z^{-1})} \qquad (5-89)$$

其中,b_0 是为了归一化在某个指定的频率处的频率响应而选取的增益常数。即选择 b_0 以使得

$$|H(\omega_0)| = 1 \qquad (5-90)$$

其中,ω_0 是滤波器通频带内的频率。通常,选择 N 要大于或等于 M,这样滤波器的非平凡的极点数才会多于零点数。

在下一节,我们将介绍在设计简单的低通、高通、带通滤波器、数字谐振器和梳状滤波器时的零点-极点放置方法。在具有图形终端的数字计算机上,可以很便利地、交互式地进行这些设计步骤。

5.6.2 低通、高通、带通滤波器

在设计低通数字滤波器时,极点要放置在对应低频点(靠近 $\omega = 0$)的单位圆附近,零点要放置在对应高频点(靠近 $\omega = \pi$)的单位圆上或单位圆附近。

三个低通和三个高通滤波器的零点-极点布局如图 5.6 所示。一个单极点滤波器的系统函数为

$$H_1(z) = \frac{1-a}{1 - az^{-1}} \qquad (5-91)$$

它的幅度和相位响应如图 5.7 所示,其中 $a = 0.9$。选择 $1-a$ 作为增益 G,使得滤波器在 $\omega = 0$ 处具有单位增益,而这个滤波器在高频处增益相对较小。

进一步,在 $z = -1$ 处增加一个零点,将会减弱滤波器在高频的响应,这将得出另外一种滤波器,它的系统函数为

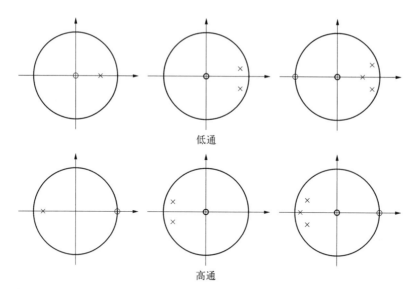

图 5.6   三个低通和三个高通滤波器的零点-极点图

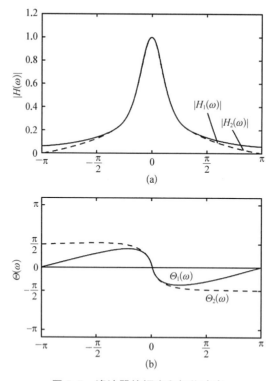

图 5.7   滤波器的幅度和相位响应

（a）单极点滤波器；（b）具有一个极点和一个零点的滤波器 $H_1(z) = (1 - a)/(1 - az^{-1})$，$H_2(z) = [(1-a)/2][(1 + z^{-1})/(1 - az^{-1})]$，其中 $a = 0.9$

$$H_2(z) = \frac{1-a}{2} \frac{1+z^{-1}}{1-az^{-1}} \tag{5-92}$$

它的频率响应特性同样画在图 5.7 上,在这种情况下,$H_2(\omega)$ 在 $\omega = \pi$ 处幅度将变为零。类似地,通过将低通滤波器的零点-极点位置在 z 平面关于虚轴进行反转(折叠),就可以得到简单的高通滤波器,因此得到的系统函数为

$$H_3(z) = \frac{1-a}{2} \frac{1-z^{-1}}{1+az^{-1}} \tag{5-93}$$

它的频率响应特性如图 5.8 所示,其中 $a = 0.9$。

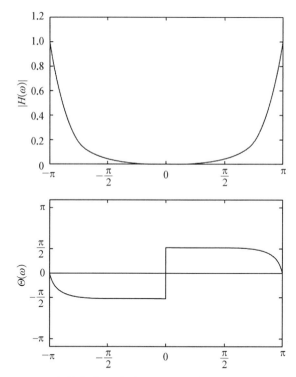

图 5.8　一个简单高通滤波器的幅度和相位响应:$H(z) =$
$[(1-a)/2][(1-z^{-1})/(1+az^{-1})]$,其中 $a = 0.9$

例 5.1　一个具有两个极点的滤波器的系统函数为 $H(z) = \dfrac{b_0}{(1-pz^{-1})^2}$,计算 b_0 和 p 的值,使得频率响应 $H(\omega)$ 满足条件 $H(0) = 1$ 以及 $\left| H\left(\dfrac{\pi}{4}\right) \right|^2 = \dfrac{1}{2}$。

解： 在 $\omega=0$ 处，得到 $H(0)=\dfrac{b_0}{(1-p)^2}=1$

则有

$$b_0=(1-p)^2$$

在 $\omega=\pi/4$ 处

$$\begin{aligned}
H\left(\frac{\pi}{4}\right)&=\frac{(1-p)^2}{(1-p\mathrm{e}^{-\mathrm{j}\pi/4})^2}\\
&=\frac{(1-p)^2}{[1-p\cos(\pi/4)+\mathrm{j}p\sin(\pi/4)]^2}\\
&=\frac{(1-p)^2}{(1-p/\sqrt{2}+\mathrm{j}p/\sqrt{2})^2}
\end{aligned}$$

所以

$$\frac{(1-p)^4}{\left[(1-p/\sqrt{2})^2+p^2/2\right]^2}=\frac{1}{2}$$

或等价于

$$\sqrt{2}(1-p)^2=1+p^2-\sqrt{2p}$$

满足这个方程的解为 $p=0.32$。因此，期望滤波器的系统函数为

$$H(z)=\frac{0.46}{(1-0.32z^{-1})^2}$$

同样的规则还可应用于设计带通滤波器。基本上，带通滤波器在其通频带内的某些频段附近、靠近单位圆处应该包含一个或多个复共轭的极点对。现在就用下面的例子来阐明这个基本思想。

值得强调的是，前面讲述通过放置零点-极点来设计简单数字滤波器的主要目的是让读者领悟极点和零点对系统频率响应特性的影响。这种方法并不是我们想要的设计具有指定带通和带阻特性数字滤波器的好办法。在实际应用中，常用对称方法来设计复杂的数字滤波器，这将在后续章节中进行讨论。

低通到高通滤波器的简单转换。假如我们设计了一个冲激响应为 $h_{1\mathrm{p}}(n)$ 的原型低通滤波器，利用傅里叶变换的频移特性，有可能将这个原型滤波器转

换成带通滤波器或高通滤波器。这种将原型低通滤波转换成另一种形式滤波器所用的频率转移方法,将在后续章节详细描述。在这一节中,我们来介绍将一种简单的低通滤波器转换成高通滤波器的频率转移方法,反之亦然。

如果 $h_{lp}(n)$ 表示频率响应为 $H_{lp}(\omega)$ 的低通滤波器的冲激响应,通过将 $H_{lp}(\omega)$ 平移 π 弧度(用 $\omega - \pi$ 代替 ω),可以得到高通滤波器,所以

$$H_{hp}(\omega) = H_{lp}(\omega - \pi) \tag{5-94}$$

其中, $H_{lp}(\omega)$ 是低通滤波器频率响应。因为频率平移了 π 弧度,等价于冲激响应 $h_{lp}(n)$ 乘了 $e^{j\pi n}$,所以高通滤波器的冲激响应为

$$h_{hp}(n) = (e^{j\pi})^n h_{lp}(n) = (-1)^n h_{lp}(n) \tag{5-95}$$

因而,仅仅通过改变低通滤波器冲激响应 $h_{lp}(n)$ 中奇数样本的符号,就得到高通滤波器的冲激响应。相反,

$$h_{lp}(n) = (-1)^n h_{hp}(n) \tag{5-96}$$

如果低通滤波器由差分方程来描述,

$$y(n) = -\sum_{k=1}^{N} a_k y(n-k) + \sum_{k=0}^{M} b_k x(n-k) \tag{5-97}$$

那么它的频率响应为

$$H_{lp}(\omega) = \frac{\displaystyle\sum_{k=0}^{M} b_k e^{-j\omega k}}{1 + \displaystyle\sum_{k=1}^{N} a_k e^{-j\omega k}} \tag{5-98}$$

现在,如果用 $\omega - \pi$ 来代替式(5-98)中的 ω,那么

$$H_{hp}(\omega) = \frac{\displaystyle\sum_{k=0}^{M} (-1)^k b_k e^{-j\omega k}}{1 + \displaystyle\sum_{k=1}^{N} (-1)^k a_k e^{-j\omega k}} \tag{5-99}$$

与之对应的差分方程为

$$y(n) = -\sum_{k=1}^{N} (-1)^k a_k y(n-k) + \sum_{k=0}^{M} (-1)^k b_k x(n-k) \tag{5-100}$$

例 5.2   一个低通滤波器的差分方程为

$$y(n) = 0.9y(n-1) + 0.1x(n)$$

试将它转换成高通滤波器。

解： 根据式(5 - 100)，得出高通滤波器的差分方程为

$$y(n) = -0.9y(n-1) + 0.1x(n)$$

它的频率响应为

$$H_{hp}(\omega) = \frac{0.1}{1 + 0.9e^{-j\omega}}$$

读者可以验证 $H_{hp}(\omega)$ 的高通特性。

5.6.3   数字谐振器

数字谐振器是一种特殊的两极点带通滤波器，其中这两个极点以复共轭对的形式位于单位圆附近，如图 5.9(a)所示。这个滤波器的幅度响应如图 5.9(b)所示。谐振器这个名字源于这个滤波器在极点位置附近具有较大的幅度响应，也就是共振的事实。极点的角度位置决定了滤波器的共振频率。

在生物医学工程中，数字谐振器具有广泛的应用。例如，在生物信号处理中，谐振器可以用于突出信号中特定频率成分，从而帮助医生识别特定的生理现象或病理情况。此外，在语音信号处理中，数字谐振器可以用于声音的合成和调整，帮助改善听力辅助设备的性能。因此，数字谐振器在医学影像处理、医学信号处理和医疗设备设计等方面都具有重要意义。

在设计数字谐振器时，要使共振峰值出现在 $\omega = \omega_0$ 处或其附近，选择复共轭的极点位于

$$p_{1,2} = re^{\pm j\omega_0}, \quad 0 < r < 1$$

另外，我们可以选择最多两个零点。虽然有许多种可能的选择，但有两种情况是至关重要的。一种选择是把零点定位在原点；另一种选择是把一个零点定位在 $z = 1$ 处，把另一个零点定位在 $z = -1$ 处。这种选择完全消除了滤波器在频率 $\omega = 0$ 和 $\omega = \pi$ 处的响应，这在实际应用中是非常有用的。

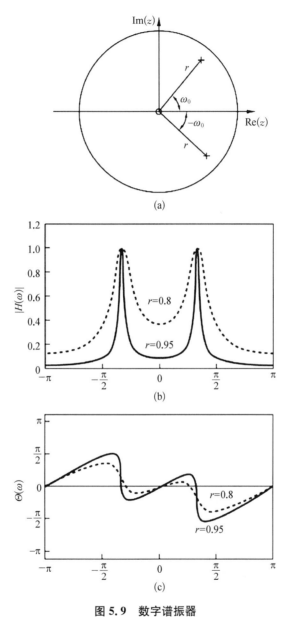

图 5.9 数字谱振器

（a）零点-极点模式；（b）对应的幅度响应；（c）对应的相位

零点在原点的数字谐振器的系统函数为

$$H(z) = \frac{b_0}{(1 - r\mathrm{e}^{\mathrm{j}\omega_0} z^{-1})(1 - r\mathrm{e}^{-\mathrm{j}\omega_0} z^{-1})} \qquad (5-101)$$

$$H(z) = \frac{b_0}{1-(2r\cos\omega_0)z^{-1}+r^2z^{-2}} \tag{5-102}$$

因为 $H(\omega_0)$ 的峰值出现在 $\omega=\omega_0$ 处或其附近,所以选择增益 b_0 使 $|H(\omega_0)|=1$。从式(5-101)得出

$$\begin{aligned} H(\omega_0) &= \frac{b_0}{(1-re^{j\omega_0}e^{-j\omega_0})(1-re^{-j\omega_0}e^{-j\omega_0})} \\ &= \frac{b_0}{(1-r)(1-re^{-j2\omega_0})} \end{aligned} \tag{5-103}$$

则,

$$|H(\omega_0)| = \frac{b_0}{(1-r)\sqrt{1+r^2-2r\cos 2\omega_0}} = 1$$

所以,期望的归一化因子为

$$b_0 = (1-r)\sqrt{1+r^2-2r\cos 2\omega_0} \tag{5-104}$$

式(5-101)中谐振器的频率响应可表示为

$$|H(\omega)| = \frac{b_0}{U_1(\omega)U_2(\omega)} \tag{5-105}$$

$$\Theta(\omega) = 2\omega - \Phi_1(\omega) - \Phi_2(\omega)$$

其中,$U_1(w)$ 和 $U_2(w)$ 是从 p_1 和 p_2 到单位圆上点 ω 的矢量幅度,$\Phi_1(\omega)$ 和 $\Phi_2(\omega)$ 是这两个矢量的对应角度。幅度 $U_1(\omega)$ 和 $U_2(\omega)$ 可表示为

$$U_1(\omega) = \sqrt{1+r^2-2r\cos(\omega_0-\omega)} \tag{5-106}$$

$$U_2(\omega) = \sqrt{1+r^2-2r\cos(\omega_0+\omega)}$$

对于任何 r 值,$U_1(\omega)$ 在 $\omega=\omega_0$ 处取得最小值 $(1-r)$,积 $U_1(\omega)U_2(\omega)$ 的最小值在频率

$$\omega_r = \arccos\left(\frac{1+r^2}{2r}\cos\omega_0\right) \tag{5-107}$$

它准确地定义了滤波器的共振频率。我们观察到,当 r 非常接近 1 时,

$\omega_r \approx \omega_0$，这是极点的角度位置。我们还可以看到，当 r 接近 1 时，共振的峰值会变得更加尖锐，这是因为 $U_1(\omega)$ 在 ω_0 附近的变化相对更迅速了。滤波器的 3 dB 带宽 $\Delta\omega$ 提供了谐振器尖锐程度的定量评估方法。对于 r 接近 1，

$$\Delta\omega \approx 2(1-r) \tag{5-108}$$

图 5.9 画出了数字谐振器在 $\omega_0 = \pi/3$，$r = 0.8$ 以及 $\omega_0 = \pi/3$，$r = 0.95$ 的幅度和相位响应。

我们注意到，相位响应在共振频率附近经历了最大的变化率。如果数字谐振器的零点放置在 $z=1$ 和 $z=-1$ 处，那么谐振器的系统函数为

$$\begin{aligned} H(z) &= G\,\frac{(1-z^{-1})(1+z^{-1})}{(1-re^{j\omega_0}z^{-1})(1-re^{-j\omega_0}z^{-1})} \\ &= G\,\frac{1-z^{-2}}{1-(2r\cos\omega_0)z^{-1}+r^2z^{-2}} \end{aligned} \tag{5-109}$$

频率响应特性为

$$H(\omega) = b_0\,\frac{1-e^{-j2\omega}}{[1-re^{j(a_0-\omega)}][1-re^{-j(\omega_0+\omega)}]} \tag{5-110}$$

我们观察到，零点在 $z=\pm 1$ 处，谐振器的幅度和相位响应都受到影响。例如，幅度响应为

$$|H(\omega)| = b_0\,\frac{N(\omega)}{U_1(\omega)U_2(\omega)} \tag{5-111}$$

其中，$N(\omega)$ 定义为

$$N(\omega) = \sqrt{2(1-\cos 2\omega)}$$

由于零因子的存在，表达式(5-107)给出的共振频率发生了变化，滤波器的带宽也同样发生了变化。尽管要推导出这两个参数的精确值是复杂的，但我们可以很容易地计算出式(5-110)中的频率响应，并与前面那种零点在原点情况的结果进行比较。

图 5.10 画出了 $\omega_0 = \pi/3$，$r = 0.8$ 和 $\omega_0 = \pi/3$，$r = 0.95$ 的幅度和相位响应。我们观察到，这个滤波器的带宽比零点在原点的谐振器要稍微窄一些。另外，由于零点的存在，共振频率也发生非常小的偏移。

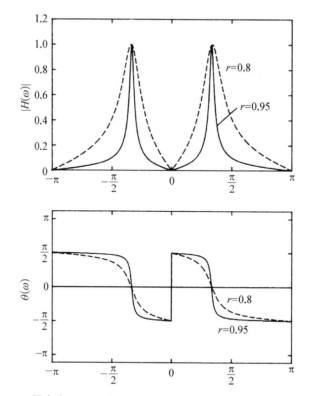

图 5.10　零点在 $\omega = 0$ 和 $\omega = \pi$ 处的数字谐振器的幅度和相位响应

5.6.4　槽口滤波器

槽口滤波器是包含一个或多个深槽口的滤波器,理想情形下,在这些点的频率响应为零。槽口滤波器在许多必须滤除指定的频率分量的应用中是很有用的。例如,在仪表应用和录音系统中,要求滤除市电的 50 Hz 频率及其谐波。

为了使滤波器频率响应特性在频率 ω_0 处产生零值,我们只需在单位圆的角 ω_0 处引入一对复共轭的零点。即

$$z_{1,2} = e^{\pm j\omega_0}$$

从而,FIR 槽口滤波器的系统函数仅仅是

$$
\begin{aligned}
H(z) &= b_0(1 - e^{j\omega_0}z^{-1})(1 - e^{-j\omega_0}z^{-1}) \\
&= b_0(1 - 2\cos\omega_0 z^{-1} + z^{-2})
\end{aligned}
\tag{5-112}
$$

如图 5.11 所示,该槽口滤波器的幅度响应在 $\omega = \pi/4$ 处为零。FIR 槽口

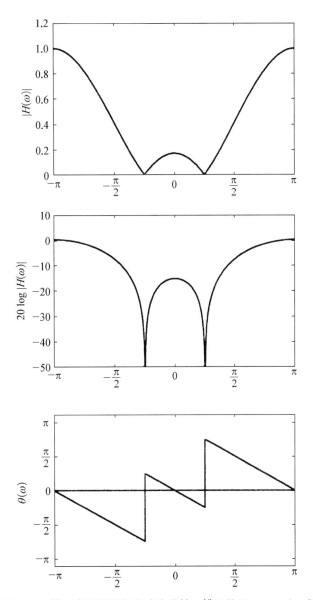

图 5.11 槽口滤波器的频率响应特性。槽口位于 $\omega = \pi/4$，或 $f = 1/8$ 处，$H(z) = G[1 - 2\cos\omega_0 z^{-1} + z^{-2}]$

滤波器的问题是槽口具有相对大的带宽，这意味着在期望为零的频率点周围的其他频率分量也受到严重衰减。为了缩小槽口零点的带宽，我们可以采用更复杂更长的 FIR 滤波器。

它的设计标准将在后续章节进行讲述。另一种可行的办法是，试图在系统函数中引入极点以改善频率响应特性。

假设在

$$p_{1,2} = r e^{\pm j\omega_0}$$

处放置了一对复共轭的极点,极点的影响是在槽口零点处引起了共振,因而会缩小槽口的带宽。改善后的滤波器的系统函数为

$$H(z) = b_0 \frac{1 - 2\cos\omega_0 z^{-1} + z^{-2}}{1 - 2r\cos\omega_0 z^{-1} + r^2 z^{-2}} \qquad (5\text{-}113)$$

式(5-113)中的滤波器的幅度响应 $|H(\omega)|$ 如图 5.12 所示,其中 $\omega_0 = \pi/4$, $r=0.85$ 以及 $\omega_0 = \pi/4$, $r=0.95$。 与图 5.11 所画的 FIR 滤波器的频率响应相比,发现极点的影响是缩小槽口的带宽。

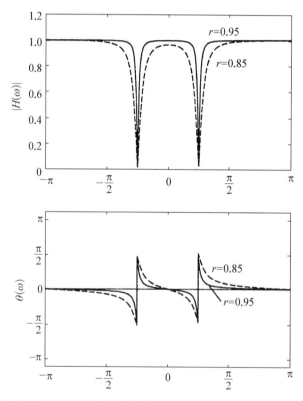

图 5.12 双槽口滤波器的频率 $H(z) = b_0[(1 - 2\cos\omega_0 z^{-1} + z^{-2})/(1 - 2r\cos\omega_0 z^{-1} + r_2 z^{-2})]$

另外,在槽口零点附近引入极点来缩小槽口带宽,会导致在滤波器的通频带内产生小的纹波,这是由极点产生的共振造成的。为了减弱纹波的影响,可以在槽口滤波器系统函数中引入附加的极点和(或)零点。这种方法的主要问题是,它基本上是一种反复实验的方法。

5.6.5 梳状滤波器

为了描述梳状滤波器的简单形式,考虑如下滑动平均(FIR) 滤波器,它的差分方程为

$$y(n) = \frac{1}{M+1} \sum_{k=0}^{M} x(n-k) \tag{5-114}$$

这个 FIR 滤波器的系统函数为

$$H(z) = \frac{1}{M+1} \sum_{k=0}^{M} z^{-k} = \frac{1}{M+1} \frac{\left[1 - z^{-(M+1)}\right]}{(1 - z^{-1})} \tag{5-115}$$

它的频率响应为

$$H(\omega) = \frac{e^{-\frac{j\omega M}{2}}}{M+1} \frac{\sin \omega \left(\dfrac{M+1}{2}\right)}{\sin \left(\dfrac{\omega}{2}\right)} \tag{5-116}$$

从式(5-115)可以看出,该滤波器的零点位于单位圆上,

$$z = e^{j2\pi \frac{k}{(M+1)}}, \quad k = 1, 2, 3, \cdots, M \tag{5-117}$$

我们注意到,在 $z = 1$ 处的极点实际上被 $z = 1$ 处的零点抵消了,这使得该滤波器实际上除 $z = 0$ 以外不再含有极点。

式(5-116)的幅频特性图清楚地说明了在频率 $\omega_k = 2\pi k/(M+1)$ 处有周期性间隔的零点存在,$k = 1, 2, \cdots, M$。图 5.13 画出了 $M = 10$ 的 $|H(\omega)|$ 图。

以更普通的形式,通过采用系统函数为

$$H(z) = \sum_{k=0}^{M} h(k) z^{-k} \tag{5-118}$$

的 FIR 滤波器,并用 z^L 来代替 z,就可以构造梳状滤波器,其中,L 为正整数,

因而得到新的 FIR 滤波器的系统函数为

$$H_L(z) = \sum_{k=0}^{M} h(k) z^{-kL} \tag{5-119}$$

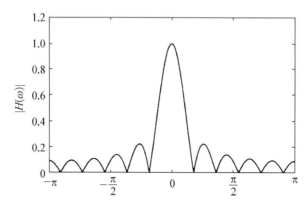

图 5.13   式 (5‑116) 给出的梳状滤波器的幅度响应特性 ($M = 10$)

如果原 FIR 滤波器的频率响应为 $H(\omega)$，那么式 (5‑119) 中 FIR 的频率应为

$$\begin{aligned}
H_L(\omega) &= \sum_{k=0}^{M} h(k) \mathrm{e}^{-jkL\omega} \\
&= H(L\omega)
\end{aligned} \tag{5-120}$$

因此，$H_1(\omega)$ 的频率响应特性仅仅是 $H(\omega)$ 在区间 $0 \leqslant \omega \leqslant 2\pi$ 内的 L 阶重根。

现在假设原 FIR 滤波器的系统函数 $H(z)$ 的频谱在某个频率 ω_0 处为零值，于是滤波器的系统函数 $H_L(z)$ 会有周期间隔的零值出现在 $\omega_k = \omega_0 + 2\pi k / L$，$k = 0, 1, 2, \cdots, L-1$。作为说明，图 5.14 画出了一个 $M = 3$ 及 $L = 3$ 的 FIR 梳状滤波器。该 FIR 滤波器可以视为一个长度为 10 的 FIR 滤波器，但是 10 个滤波系数中只有 4 个为非零值。

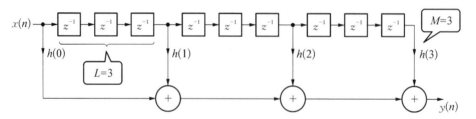

图 5.14 $M = 3$ 及 $L = 3$ 的 FIR 梳状滤波器实现

现在再回到系统函数由式(5 - 115)给出的滑动平均滤波器。假设用 z^L 代替 z,于是得到的梳状滤波器的系统函数为

$$H_L(z) = \frac{1}{M+1} \frac{1 - z^{-L(M+1)}}{1 - z^{-L}} \qquad (5-121)$$

它的频率响应为

$$H_L(\omega) = \frac{1}{M+1} \frac{\sin\left[\dfrac{\omega L(M+1)}{2}\right]}{\sin\left(\dfrac{\omega L}{2}\right)} \mathrm{e}^{-\frac{\mathrm{j}\omega LM}{2}} \qquad (5-122)$$

该滤波器有零点位于单位圆上,

$$z_k = \mathrm{e}^{\frac{\mathrm{j}2\pi k}{L(M+1)}} \qquad (5-123)$$

其中,k 是不等于 $0,L,2L,\cdots,ML$ 的所有整数。图 5.15 画出了 $L = 3$ 及 $M = 10$ 的 $|H_L(\omega)|$ 图。

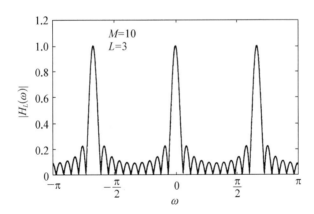

图 5.15　式(5 - 122)给出的梳状滤波器的幅频特性曲线 ($L = 3$, $M = 10$)

5.6.6　全通滤波器

全通滤波器定义为对所有频率具有常数幅度响应的系统,即

$$|H(\omega)| = 1, \quad 0 \leqslant \omega \leqslant \pi \qquad (5-124)$$

全通滤波器最简单的例子就是纯延时系统,它的系统函数为

$$H(z) = z^{-k}$$

这样的系统会通过所有信号而不产生改变，只是延迟了 k 个样本。具有线性相位响应特性的系统称为平凡全通系统。

一个更加有趣的全通滤波器的系统函数为

$$H(z) = \frac{a_N + a_{N-1}z^{-1} + \cdots + a_1 z^{-N+1} + z^{-N}}{1 + a_1 z^{-1} + \cdots + a_N z^{-N}} = \frac{\sum\limits_{k=0}^{N} a_k z^{-N+k}}{\sum\limits_{k=0}^{N} a_k z^{-k}}, \quad a_0 = 1$$

$$(5-125)$$

其中，所有滤波系数 $|a_k|$ 均为实数。如果将多项式 $A(z)$ 定义为

$$A(z) = \sum_{k=0}^{N} a_k z^{-k}, \quad a_0 = 1$$

那么，式 $(5-125)$ 可以表示为

$$H(z) = z^{-N} \frac{A(z^{-1})}{A(z)} \qquad (5-126)$$

因为

$$|H(\omega)|^2 = H(z)H(z^{-1})\big|_{z=e^{j\omega}} = 1$$

所以，式 $(5-126)$ 给出的系统是一个全通系统。此外，如果 z_0 是 $H(z)$ 的极点，那么 $1/z_0$ 就是 $H(z)$ 的零点（极点和零点互为倒数）。图 5.16 画出了典型的单极点、单零点滤波器和双极点、双零点滤波器的零点-极点模型。这些滤波器的相频特性如图 5.17 所示，其中 $a = 0.6$，$r = 0.9$，$\alpha_0 = \pi/4$。系统函数为 (1) $H(z) = (0.6 + z^{-1})/(1 + 0.6z^{-1})$；$(2)$ $H(z) = \dfrac{r^2 - 2r\cos\omega_0 z^{-1} + z^{-2}}{1 - 2r\cos\omega_0 z^{-1} + r^2 z^{-2}}$，$r = 0.9$，$\omega_0 = \dfrac{\pi}{4}$。

具有实系数全通滤波器的系统函数的最普通形式，以极点和零点因子的方式表示为

$$H_{\mathrm{ap}}(z) = \prod_{k=1}^{N_E} \frac{z^{-1} - \alpha_k}{1 - \alpha_k z^{-1}} \prod_{k=1}^{N_c} \frac{(z^{-1} - \beta_k)(z^{-1} - \beta_k^*)}{(1 - \beta_k z^{-1})(1 - \beta_k^* z^{-1})} \qquad (5-127)$$

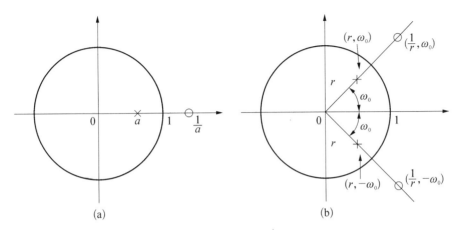

图 5.16　全通滤波器的零点-极点模型

(a) 一阶;(b) 二阶

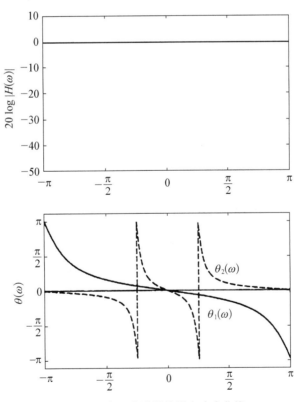

图 5.17　全通滤波器的频率响应曲线

其中,有 N_k 个实数的极点和零点,以及 N_c 个极点和零点的复共轭对。对于因果、稳定系统,要求 $-1 < a_k < 1$,且 $|\beta_k| < 1$。

我们可以很容易地获得全通系统的相位响应和群时延的表达式。对于一个单极点-单零点的全通系统,可得到

$$H_{ap}(\omega) = \frac{e^{j\omega} - re^{-j\theta}}{1 - re^{j\theta}e^{-j\omega}}$$

因此,

$$\Theta_{ap}(\omega) = -\omega - 2\arctan\frac{r\sin(\omega - \theta)}{1 - r\cos(\omega - \theta)}$$

并且

$$\tau_g(\omega) = -\frac{\mathrm{d}\Theta_{ap}(\omega)}{\mathrm{d}\omega} = \frac{1 - r^2}{1 + r^2 - 2r\cos(\omega - \theta)} \tag{5-128}$$

我们注意到,对于因果稳定系统,$r < 1$,所以 $\tau_g(\omega) > 0$。因为高阶零点-极点系统的群时延是由类似于式(5-128)的正数项的和组成的,所以群时延通常也是正数。

全通滤波器常被用作相位均衡器。当系统的相位响应达不到要求时,级联一个相位均衡器以补偿系统不良的相频特性,因此能得到一个大体上的线性相位响应。

5.6.7　数字正弦振荡器

数字正弦振荡器可以视为两极点谐振器的限制形式,它的复共轭极点位于单位圆上。从前面的讨论,可得二阶系统的系统函数

$$H(z) = \frac{b_0}{1 + a_1 z^{-1} + a_2 z^{-2}} \tag{5-129}$$

其中,参数

$$a_1 = -2r\cos\omega_0,且 a_2 = r^2 \tag{5-130}$$

该系统在 $p = re^{\pm j\omega_0}$ 处有复共轭的极点,并且它的采样响应为

$$h(n) = \frac{b_0 r^n}{\sin \omega_0} \sin(n+1)\omega_0 u(n) \tag{5-131}$$

如果极点位于单位圆上 $(r=1)$ 并且 b_0 设置为 $A\sin\omega_0$，那么

$$h(n) = A\sin(n+1)\omega_0 u(n) \tag{5-132}$$

因此，复共轭极点位于单位圆上的二阶系统的冲激响应是一条正弦曲线，这样的系统称为数字正弦振荡器或数字正弦信号发生器。数字正弦信号发生器是数字频率合成器中的基本元件，具有巨大的应用价值。

5.7　小结

傅里叶级数和傅里叶变换是分析信号频域特征的数学工具。傅里叶级数将一个周期信号近似表示成调和相关正弦成分的加权求和，其中加权系数表示每个谐波的强度，而每个加权系数的平方幅度表示相应谐波的功率。正如我们已经指出的，傅里叶级数是周期信号许多可能的正交级数展开式中的一个。表 5.1 给出了离散非周期信号中一些有用的傅里叶变换对。

表 5.1　离散非周期信号中一些有用的傅里叶变换对

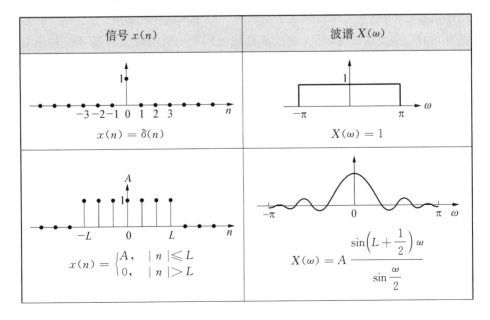

续　表

信号 $x(n)$	波谱 $X(\omega)$
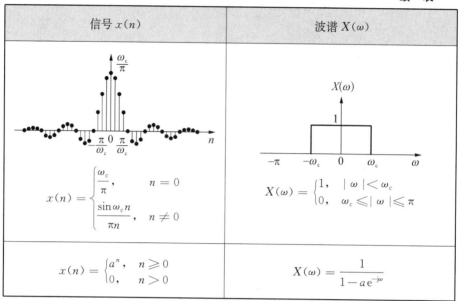 $x(n) = \begin{cases} \dfrac{\omega_c}{\pi}, & n=0 \\[2mm] \dfrac{\sin\omega_c n}{\pi n}, & n \neq 0 \end{cases}$	$X(\omega) = \begin{cases} 1, & \mid\omega\mid < \omega_c \\ 0, & \omega_c \leqslant \mid\omega\mid \leqslant \pi \end{cases}$
$x(n) = \begin{cases} a^n, & n \geqslant 0 \\ 0, & n > 0 \end{cases}$	$X(\omega) = \dfrac{1}{1 - a\,\mathrm{e}^{-\mathrm{j}\omega}}$

　　傅里叶变换是具有有限能量非周期信号的频谱特征的近似表示。傅里叶变换的重要性质也已经在本章中说明了。

　　在这一章中,我们还介绍了 LTI 系统的频域特性,展示了通过频率响应函数 $H(w)$,即系统冲激响应的傅里叶变换,描述 LTI 系统在频域的特性。我们同样也看到,频率响应函数决定了系统对任何输入信号的影响。实际上,通过把输入信号变换到频域,可以使计算系统对信号的影响以及计算系统输出变得非常简单。从频域来看,LTI 系统对输入信号进行了频谱整形或频谱滤波。本章还从零点-极点布局角度介绍了简单的 IIR 滤波器的设计。通过这种方法,可以设计出简单的数字谐振器、槽状滤波器、梳状滤波器、全通滤波器以及数字正弦信号发生器。

　　在生物医学工程领域中,通过频率分析,医生和工程师能够从心脏信号和脑电图等生物信号中,识别出关键的健康指标和病理状态。特别地,线性时不变(LTI)系统的频域特性让我们能够设计出针对特定生物医学应用优化的滤波器,如去噪心电图信号或提高磁共振成像(MRI)质量的滤波器。通过频率分析和滤波设计,在实际应用中可以提高医疗诊断工具的性能,从而为病人提供更准确的诊断和更有效的治疗方案。

习题

1. 计算下列信号的傅里叶变换(无须作图)：

(1) $x(n) = u(n) - u(n-6)$。

(2) $x(n) = 2^n u(-n)$。

(3) $x(n) = (\alpha^n \sin \omega_0 n) u(n)$，$|\alpha| < 1$。

2. 求具有以下傅里叶变换的信号：

(1) $X(\omega) = \begin{cases} 0, & 0 \leqslant |\omega| \leqslant \omega_0 \\ 1, & \omega_0 \leqslant |\omega| \leqslant \pi \end{cases}$。

(2) $X(\omega) = \cos^2 \omega$。

3. 信号 $(n) = \begin{cases} 1, & -M \leqslant n \leqslant M \\ 0, & \text{其他} \end{cases}$ 的傅里叶变换被证明是

$$X(\omega) = 1 + 2 \sum_{n=1}^{M} \cos \omega n$$

证明：信号 $x_1(n) = \begin{cases} 1, & 0 \leqslant n \leqslant M \\ 0, & \text{其他} \end{cases}$ 和 $x_2(n) = \begin{cases} 1, & -M \leqslant n \leqslant -1 \\ 0, & \text{其他} \end{cases}$ 的

傅里叶变换分别是 $X_1(\omega) = \dfrac{1 - e^{-j\omega(M+1)}}{1 - e^{-j\omega}}$ 和 $X_2(\omega) = \dfrac{e^{j\omega} - e^{j\omega(M+1)}}{1 - e^{j\omega}}$。从而

证明 $X(\omega) = X_1(\omega) + X_2(\omega) = \dfrac{\sin\left(M + \dfrac{1}{2}\right)\omega}{\sin(\omega/2)}$，并因此 $1 + 2\sum_{n=1}^{M} \cos \omega n = $

$\dfrac{\sin\left(M + \dfrac{1}{2}\right)\omega}{\sin(\omega/2)}$。

4. 设信号 $x(n)$ 具有如图 5.18 所示的傅里叶变换。求并画出以下信号的傅里叶变换。注意,这些信号是通过用载波 $\cos \omega_c n$ 或 $\sin \omega_c n$ 对序列 $x(n)$ 进行幅度调制而获得的。

(1) $x_1(n) = x(n) \cos\left(\dfrac{\pi n}{4}\right)$。

(2) $x_2(n) = x(n) \cos \pi n$。

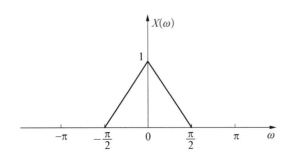

图 5.18 $x(n)$ 的傅里叶变换 $X(\omega)$

5. 信号 $x(n)$ 有傅里叶变换 $X(\omega) = \dfrac{1}{1 - a\,\mathrm{e}^{-j\omega}}$，求以下信号的傅里叶变换：

(1) $x(2n + 1)$。

(2) $x(n) * x(-n)$。

6. 一个 LTI 系统，它的冲击响应为 $h(n) = \left(\dfrac{1}{2}\right)^n u(n)$，分别计算幅度响应 $|H(\omega)|$ 和相位响应 $\angle H(\omega)$。

7. 计算以下系统的幅度和相位响应，并画图。

(1) $y(n) = \dfrac{1}{2}[x(n) + x(n-1)]$。

(2) $y(n) = \dfrac{1}{3}[x(n) + x(n-1) + x(n-2)]$。

8. 一个 FIR 滤波器，它的差分方程为 $y(n) = x(n) + x(n-10)$。

(1) 计算它的幅度和相位响应，并画图。

(2) 计算对以下输入的响应：

a. $x(n) = \cos\dfrac{\pi}{10}n + 3\sin\left(\dfrac{\pi}{3}n + \dfrac{\pi}{10}\right)$，$-\infty < n < \infty$。

b. $x(n) = 10 + 5\cos\left(\dfrac{2\pi}{5}n + \dfrac{\pi}{2}\right)$，$-\infty < n < \infty$。

9. 计算图(a)到(b)所画系统的幅度和相位响应。

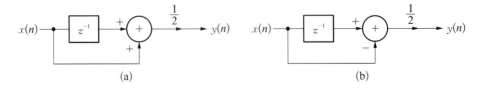

10. 一个滤波器 $y(n)=0.9y(n-1)+bx(n)$。

（1）计算使得 $|H(0)|=1$ 的 b 值。

（2）计算在什么频率时，$|H(\omega)|=1/\sqrt{2}$。

（3）这个滤波器是低通滤波器、带通滤波器，还是高通滤波器？

第 *6* 章

离散傅里叶变换及应用

离散信号分析和处理的主要手段是利用计算机实现的,然而序列 $\{x(n)\}$ 的傅里叶变换 $X(\omega)$ 是频率的连续函数,其逆变换为积分运算,这无法通过数字计算机实现。因此,在本章中,借助傅里叶级数的概念,将有限长序列视为周期离散信号的一个周期信号,通过分析它的频谱来研究其表达形式,从而引入离散傅里叶变换(discrete Fourier transform,DFT)。

6.1 离散傅里叶变换的概念

现从周期序列的离散傅里叶级数的概念推导出有限长序列的离散傅里叶变换。

假设一个非周期的离散时间信号 $x(n)$ 的傅里叶变换为

$$X(\omega) = \sum_{n=-\infty}^{\infty} x(n)\mathrm{e}^{-\mathrm{j}\omega n} \qquad (6-1)$$

假设对 $X(\omega)$ 在频率上进行周期采样,取 $0 \leqslant \omega < 2\pi$ 区间内的 N 个等间隔点(间隔为 $2\pi/N$),如图 6.1 所示。

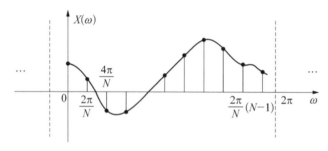

图 6.1 傅里叶变换的频域采样

计算 $X(\omega)$ 在等间隔点 $\omega = 2\pi k/N$ 的取值,得到

$$X(k) = X(\omega)\Big|_{\omega = \frac{2\pi}{N}k} = \sum_{n=-\infty}^{\infty} x(n) \mathrm{e}^{-\mathrm{j}\frac{2\pi}{N}kn}, \quad k = 0, 1, \cdots, N-1 \quad (6\text{-}2)$$

式(6-2)可以分成无限个求和的连加,其中每个求和包括 N 项,可化为

$$X(k) = \cdots + \sum_{n=-N}^{-1} x(n) \mathrm{e}^{-\mathrm{j}\frac{2\pi}{N}kn} + \sum_{n=0}^{N-1} x(n) \mathrm{e}^{-\mathrm{j}\frac{2\pi}{N}kn} + \sum_{n=N}^{2N-1} x(n) \mathrm{e}^{-\mathrm{j}\frac{2\pi}{N}kn} + \cdots$$

$$= \sum_{r=-\infty}^{\infty} \sum_{n=rN}^{rN+N-1} x(n) \mathrm{e}^{-\mathrm{j}\frac{2\pi}{N}kn}$$

$$(6\text{-}3)$$

将上式的求和变量从 n 变为 $n-rN$,并交换内外次序,得到

$$X(k) = \sum_{n=0}^{N-1} \sum_{r=-\infty}^{\infty} x(n-rN) \mathrm{e}^{-\mathrm{j}\frac{2\pi}{N}kn} \quad (6\text{-}4)$$

将 $x(n)$ 每隔 N 个样本进行周期性重复,得到信号

$$x_{\mathrm{p}}(n) = \sum_{r=-\infty}^{\infty} x(n-rN) \quad (6\text{-}5)$$

由式(6-4)知,$x_{\mathrm{p}}(n)$ 是 $x(n)$ 进行周期延拓得到的,假设在时域上没有混叠,也就是说 $x(n)$ 的长度不长于 $x_{\mathrm{p}}(n)$ 的周期,即可从 $x_{\mathrm{p}}(n)$ 恢复 $x(n)$,如图 6.2 所示。

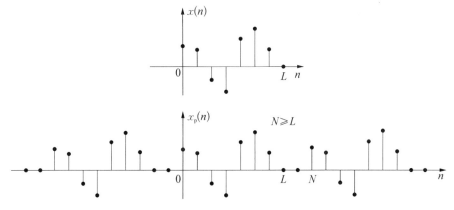

图 6.2　长度为 L 的非周期序列 $x(n)$ 及其周期延拓 $x_{\mathrm{p}}(n)$ $(N \geqslant L)$

当 $N \geqslant L$ 时,有

$$x(n) = x_p(n), \quad 0 \leqslant n \leqslant N-1 \tag{6-6}$$

由上可知,可以得到有限长序列 $x(n)$(长度为 N)的离散傅里叶变换 DFT 和其逆变换 IDFT 的定义式分别为

$$X(k) = \mathrm{DFT}[x(n)] = \sum_{n=0}^{N-1} x(n) \mathrm{e}^{-\mathrm{j}\frac{2\pi}{N}kn}$$
$$= \sum_{n=0}^{N-1} x(n) W_N^{nk}, \quad 0 \leqslant k \leqslant N-1 \tag{6-7}$$

$$x(n) = \mathrm{IDFT}[X(k)] = \frac{1}{N}\sum_{n=0}^{N-1} X(k) \mathrm{e}^{\mathrm{j}\frac{2\pi}{N}kn}$$
$$= \sum_{n=0}^{N-1} X(k) W_N^{-nk}, \quad 0 \leqslant n \leqslant N-1 \tag{6-8}$$

其中, $W_N = \mathrm{e}^{-\mathrm{j}2\pi/N}$ 是复指数的符号表示,因此其具有复指数的一些性质,包括

(1) 共轭对称性: $W_N^n = (W_N^{-n})^*$;

(2) 周期性;

(3) 可换底,如当 $N/2$, $k/2$ 为整数时, $W_N^k = W_{mN}^{mk} = W_{N/2}^{k/2}$;

(4) 具有几个特殊值:

$$W_N^{mN} = 1, \ W_N^{N/2} = -1, \ W_N^{N/4} = -\mathrm{j}, \ W_N^{3N/4} = \mathrm{j}$$

将式(6-7)和式(6-8)写成矩阵形式,即

$$\begin{bmatrix} X(0) \\ X(1) \\ \vdots \\ X(N-1) \end{bmatrix} = \begin{bmatrix} 1 & 1 & \cdots & 1 \\ 1 & W_N^1 & \cdots & W_N^{N-1} \\ \vdots & \vdots & \cdots & \vdots \\ 1 & W_N^{N-1} & \cdots & W_N^{(N-1)(N-1)} \end{bmatrix} \cdot \begin{bmatrix} x(0) \\ x(1) \\ \vdots \\ x(n-1) \end{bmatrix} \tag{6-9}$$

$$\begin{bmatrix} x(0) \\ x(1) \\ \vdots \\ x(N-1) \end{bmatrix} = \frac{1}{N} \begin{bmatrix} 1 & 1 & \cdots & 1 \\ 1 & W_N^{-1} & \cdots & W_N^{-(N-1)} \\ \vdots & \vdots & \cdots & \vdots \\ 1 & W_N^{-(N-1)} & \cdots & W_N^{-(N-1)(N-1)} \end{bmatrix} \cdot \begin{bmatrix} X(0) \\ X(1) \\ \vdots \\ X(n-1) \end{bmatrix}$$

$$\tag{6-10}$$

简记为

$$X(k) = W_N^{kn} x(n) \tag{6-11}$$

$$x(n) = \frac{1}{N} W_N^{-kn} X(k) \tag{6-12}$$

这里，W_N^{kn} 和 W_N^{-kn} 为对称矩阵，且 $W_N^{-1} = \frac{1}{N} W_N^*$

$$W_N^{kn} = \left[W_N^{kn} \right]^{\mathrm{T}} \tag{6-13}$$

$$W_N^{-kn} = \left[W_N^{-kn} \right]^{\mathrm{T}} \tag{6-14}$$

例 6.1　求图 6.3 所示的矩形脉冲序列 $x(n)$ 的离散傅里叶变换 $X(k)$（设 $N=10$）。

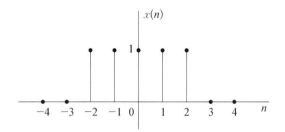

图 6.3　矩形脉冲序列 $x(n)$

解：该序列的傅里叶变换为

$$\begin{aligned}
X(k) &= \sum_{n=0}^{N-1} x(n) \mathrm{e}^{-\mathrm{j}\frac{2\pi}{N}kn} = \sum_{n=-2}^{2} \mathrm{e}^{-\mathrm{j}\frac{\pi}{5}kn} \\
&= \frac{\mathrm{e}^{-\mathrm{j}\frac{2\pi}{5}k} - \mathrm{e}^{-\mathrm{j}\frac{3\pi}{5}k}}{1 - \mathrm{e}^{-\mathrm{j}\frac{\pi}{5}k}} = \frac{\mathrm{e}^{-\mathrm{j}\frac{\pi}{10}k} (\mathrm{e}^{\mathrm{j}\frac{\pi}{2}k} - \mathrm{e}^{-\mathrm{j}\frac{\pi}{2}k})}{\mathrm{e}^{-\mathrm{j}\frac{\pi}{10}k} (\mathrm{e}^{\mathrm{j}\frac{\pi}{10}k} - \mathrm{e}^{-\mathrm{j}\frac{\pi}{10}k})} \\
&= \frac{\sin\left(\frac{\pi}{2}k\right)}{\sin\left(\frac{\pi}{10}k\right)}
\end{aligned}$$

离散频谱 $X(k)$ 如图 6.4 所示。

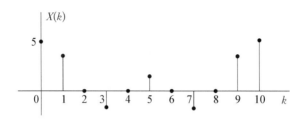

图 6.4 矩形脉冲序列 $x(n)$ 的离散傅里叶变换 $X(k)$

例 6.2 已知离散时间信号 $x(n)$，其中 $x(0)=1$，$x(1)=2$，$x(2)=3$，$x(3)=4$，求 $x(n)$ 的离散傅里叶变换 $X(k)$（设 $N=4$）。

解：该序列的傅里叶变换为

$$N=4, \quad W_4^{nk}=\mathrm{e}^{-\mathrm{j}2\pi nk/4}$$

$$X(k)=\sum_{n=0}^{3}x(n)W_4^{nk}=\sum_{n=0}^{3}x(n)\mathrm{e}^{-\mathrm{j}2\pi nk/4}$$

$$X(0)=\sum_{n=0}^{3}x(n)\mathrm{e}^{-\mathrm{j}0}=x(0)\mathrm{e}^{-\mathrm{j}0}+x(1)\mathrm{e}^{-\mathrm{j}0}+x(2)\mathrm{e}^{-\mathrm{j}0}+x(3)\mathrm{e}^{-\mathrm{j}0}$$

$$=x(0)+x(1)+x(2)+x(3)$$

$$=1+2+3+4=10$$

$$X(1)=\sum_{n=0}^{3}x(n)\mathrm{e}^{-\mathrm{j}\frac{\pi n}{2}}=x(0)\mathrm{e}^{-\mathrm{j}0}+x(1)\mathrm{e}^{-\mathrm{j}\frac{\pi}{2}}+x(2)\mathrm{e}^{-\mathrm{j}\pi}+x(3)\mathrm{e}^{-\mathrm{j}\frac{3\pi}{2}}$$

$$=x(0)-\mathrm{j}x(1)-x(2)+\mathrm{j}x(3)$$

$$=1-\mathrm{j}2-3+\mathrm{j}4=-2+\mathrm{j}2$$

$$X(2)=\sum_{n=0}^{3}x(n)\mathrm{e}^{-\mathrm{j}\pi n}=x(0)\mathrm{e}^{-\mathrm{j}0}+x(1)\mathrm{e}^{-\mathrm{j}\pi}+x(2)\mathrm{e}^{-\mathrm{j}2\pi}+x(3)\mathrm{e}^{-\mathrm{j}3\pi}$$

$$=x(0)-x(1)+x(2)-x(3)$$

$$=1-2+3-4=-2$$

$$X(3)=\sum_{n=0}^{3}x(n)\mathrm{e}^{-\mathrm{j}\frac{3\pi n}{2}}=x(0)\mathrm{e}^{-\mathrm{j}0}+x(1)\mathrm{e}^{-\mathrm{j}\frac{3\pi}{2}}+x(2)\mathrm{e}^{-\mathrm{j}3\pi}+x(3)\mathrm{e}^{-\mathrm{j}\frac{2\pi}{2}}$$

$$=x(0)+\mathrm{j}x(1)-x(2)-\mathrm{j}x(3)$$

$$=1+\mathrm{j}2-3-\mathrm{j}4=-2-\mathrm{j}2$$

故

$$X(k) = [10, -2 + 2j, -2, -2 - 2j]$$

6.2　离散傅里叶变换的性质

这一节将介绍离散傅里叶变化的一些重要性质。为简便计,利用以下符号表示 N 点 DFT 对 $x(n)$ 和 $X(k)$ 之间的关系:

$$x(n) \underset{N}{\overset{\text{DFT}}{\longleftrightarrow}} X(k)$$

(1) 周期性。N 点 DFT 对 $x(n)$ 和 $X(k)$ 满足:

$$x(n + N) = x(n) \tag{6-15}$$

$$X(k + N) = x(k) \tag{6-16}$$

此性质可直接从 DFT 和 IDFT 的定义式(6-7)和式(6-8)计算得到。

(2) 线性。若

$$x_1(n) \underset{N}{\overset{\text{DFT}}{\longleftrightarrow}} X_1(k)$$

$$x_2(n) \underset{N}{\overset{\text{DFT}}{\longleftrightarrow}} X_2(k)$$

则对于任意常数 a_1 和 a_2,有

$$a_1 x_1(n) + a_2 x_2(n) \underset{N}{\overset{\text{DFT}}{\longleftrightarrow}} a_1 X_1(k) + a_2 X_2(k) \tag{6-17}$$

以上关系可由定义式(6-7)得出。

(3) 时域反转。N 点序列 $x(n)$ 的时域反转等价于其 DFT 值 $X(k)$ 的反转,即

$$x((-n))_N = x(N - n) \underset{N}{\overset{\text{DFT}}{\longleftrightarrow}} X((-k))_N = X(N - k) \tag{6-18}$$

证明: 由式(6-7)的 DFT 定义,得出

$$\text{DFT}[x(N - n)] = \sum_{n=0}^{N-1} x(N - n) e^{-j\frac{2\pi}{N}kn}$$

将求和变量 n 变为 $m = N - n$,则

$$\mathrm{DFT}\{x(N-n)\} = \sum_{m=0}^{N-1} x(m)\mathrm{e}^{-\mathrm{j}2\pi k(N-m)/N}$$

$$= \sum_{m=0}^{N-1} x(m)\mathrm{e}^{\mathrm{j}2\pi km/N}$$

$$= \sum_{m=0}^{N-1} x(m)\mathrm{e}^{-\mathrm{j}2\pi n(N-k)/N} = X(N-k)$$

（4）圆周时域移位。位于 $0 \leqslant n \leqslant N-1$ 区间内的有限长序列 $x(n)$，其时移序列是将序列 $x(n)$ 向右移动 l 个单位（$m \leqslant n \leqslant N+l-1$）。由于 DFT 的求和区间仍是 0 到 $N-1$，对时移序列的 DFT 分析带来困难。因此，在 DFT 的时间位移中采用圆周移位（简称圆移位），也可称为循环移位。

圆周移位的具体做法是将有限长序列 $x(n)$ 进行周期延拓形成周期序列 $x_N(n)$，如图 6.5(b) 所示。然后向右移动 l 位，得到时移序列 $x_N(n-l)$，如

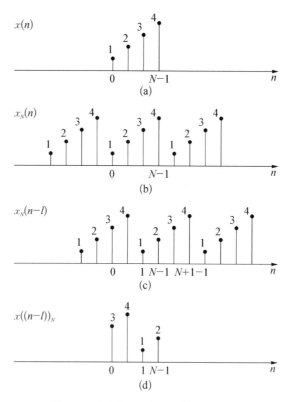

图 6.5　有限长序列 $x(n)$ 的圆周移位

(a) 原始有限长序列；(b) 周期延拓的序列；(c) 延拓序列的时移；(d) 周期移位后的序列

图 6.5(c)所示。最后取 $x_N(n-l)$ 的主值,得到有限长序列 $x(n)$ 的圆周移位序列,如图 6.5(d)所示,记作 $x((n-l))_N$。

因此序列 $x(n)$ 的圆周卷积的 DFT 等价于其周期 N 延拓的线性移位后主周期内的 DFT,可表示为以下定理:

若

$$x(n) \underset{N}{\overset{\text{DFT}}{\longleftrightarrow}} X(k)$$

则

$$x((n-l))_N \underset{N}{\overset{\text{DFT}}{\longleftrightarrow}} X(k)\mathrm{e}^{-\mathrm{j}2\pi kl/N} \tag{6-19}$$

证明: 由 DFT 的定义式(6-7)得出

$$
\begin{aligned}
\mathrm{DFT}\{x((n-l))_N\} &= \sum_{n=0}^{N-1} x((n-l))_N \mathrm{e}^{-\mathrm{j}2\pi kn/N} \\
&= \sum_{n=0}^{l-1} x((n-l))_N \mathrm{e}^{-\mathrm{j}2\pi kn/N} \\
&\quad + \sum_{n=l}^{N-1} x(n-l) \mathrm{e}^{-\mathrm{j}\pi kn/N}
\end{aligned}
$$

由于

$$x((n-l))_N = x(N-l+n)$$

所以

$$
\begin{aligned}
\sum_{n=0}^{l-1} x((n-l))_N \mathrm{e}^{-\mathrm{j}2\pi kn/N} &= \sum_{n=0}^{l-1} x(N-l+n) \mathrm{e}^{-\mathrm{j}2\pi kn/N} \\
&= \sum_{m=N-l}^{N-1} x(m) \mathrm{e}^{-\mathrm{j}2\pi k(m+l)/N}
\end{aligned}
$$

另

$$\sum_{n=l}^{N-1} x(n-l) \mathrm{e}^{-\mathrm{j}2\pi kn/N} = \sum_{m=0}^{N-1-l} x(m) \mathrm{e}^{-\mathrm{j}2\pi k(m+l)/N}$$

故

$$
\begin{aligned}
\mathrm{DFT}\{x((n-l))_N\} &= \sum_{m=0}^{N-1} x(m) \mathrm{e}^{-\mathrm{j}2\pi k(m+l)/N} \\
&= X(k)\mathrm{e}^{-\mathrm{j}2\pi kl/N}
\end{aligned}
$$

（5）圆周频域移位。若

$$x(n)\underset{N}{\overset{\text{DFT}}{\leftrightarrow}}X(k)$$

则

$$x(n)\mathrm{e}^{\mathrm{j}2\pi nl/N}\underset{N}{\overset{\text{DFT}}{\leftrightarrow}}X((k-l))_N \qquad (6-20)$$

因此，序列 $x(n)$ 与复指数序列 $\mathrm{e}^{\mathrm{j}2\pi nl/N}$ 的乘积等于 DFT 在圆周频域移位 l 个单位。这是圆周频域移位特性，其证明过程与圆周时域移位特性的证明过程类似。

（6）复共轭。

$$x^*(n)\underset{N}{\overset{\text{DFT}}{\leftrightarrow}}X^*((-k))_N=X^*(N-k) \qquad (6-21)$$

$X^*(k)$ 的 IDFT 为

$$\frac{1}{N}\sum_{n=0}^{N-1}X^*(k)\mathrm{e}^{\mathrm{j}\frac{2\pi}{N}kn}=\left[\frac{1}{N}\sum_{n=0}^{N-1}X(k)\mathrm{e}^{\mathrm{j}\frac{2\pi}{N}k(N-n)}\right]$$

$$x^*((-n))_N=x^*(N-n)\underset{N}{\overset{\text{DFT}}{\leftrightarrow}}X^*(k) \qquad (6-22)$$

（7）圆周卷积。若

$$x_1(n)\underset{N}{\overset{\text{DFT}}{\leftrightarrow}}X_1(k)$$

$$x_2(n)\underset{N}{\overset{\text{DFT}}{\leftrightarrow}}X_2(k)$$

则 $x_1(n)$ 和 $x_2(n)$ 的圆周卷积

$$x_1(n)\,\text{Ⓝ}\,x_2(n)=X_1(k)X_2(k) \qquad (6-23)$$

（8）圆周相关。若复值序列 $x(n)$ 和 $y(n)$

$$x(n)\underset{N}{\overset{\text{DFT}}{\leftrightarrow}}X(k)$$

$$y(n)\underset{N}{\overset{\text{DFT}}{\leftrightarrow}}Y(k)$$

则

$$\widetilde{r}_{xy}(l)\overset{\text{DFT}}{\leftrightarrow}\widetilde{R}_{xy}(k)=X(k)Y^*(k) \qquad (6-24)$$

其中，$\tilde{r}_{xy}(l)$ 是圆周相关序列（非归一化），定义为

$$\tilde{r}xy(l) = \sum_{n=0}^{N-1} x(n)y^*((n-l))_N$$

（9）两序列的乘积。若

$$x_1(n) \underset{N}{\overset{\text{DFT}}{\leftrightarrow}} X_1(k)$$

$$x_2(n) \underset{N}{\overset{\text{DFT}}{\leftrightarrow}} X_2(k)$$

则 $x_1(n)$ 和 $x_2(n)$ 的卷积

$$x_1(n)x_2(n) = \frac{1}{N} X_1(k) \textcircled{N} X_2(k) \tag{6-25}$$

该特性和式（6-23）是圆周卷积的双重特性。

（10）帕塞瓦（Parsval）定理。若复值序列 $x(n)$ 和 $y(n)$

$$x(n) \underset{N}{\overset{\text{DFT}}{\leftrightarrow}} X(k)$$

$$y(n) \underset{N}{\overset{\text{DFT}}{\leftrightarrow}} Y(k)$$

则

$$\sum_{n=0}^{N-1} x(n)y^*(n) = \frac{1}{N} \sum_{k=0}^{N-1} X(k)Y^*(k) \tag{6-26}$$

证明： 由公式（2-21）的圆周相关特性得出

$$\sum_{n=0}^{N-1} x(n)y^*(n) = \tilde{r}_{xy}(0)$$

且

$$\tilde{r}_{xy}(l) = \frac{1}{N} \sum_{k=0}^{N-1} \tilde{R}_{xy}(k) e^{j2\pi kl/N}$$

$$= \frac{1}{N} \sum_{k=0}^{N-1} X(k)Y^*(k) e^{j2\pi kl/N}$$

代入 $l=0$ 计算 IDFT，即可得到式（6-26）。

上面所介绍的 DFT 性质总结如表 6.1 所示。

表 6.1　DFT 的性质

性　质	时　域	频　域
符号	$x(n)$，$y(n)$	$X(k)$，$Y(k)$
周期性	$x(n) = x(n+N)$	$X(k) = X(k+N)$
线性	$a_1 x_1(n) + a_2 x_2(n)$	$a_1 X_1(k) + a_2 X_2(k)$
时域反转	$x(N-n)$	$X(N-k)$
圆周时域移位	$x((n-l))_N$	$X(k)\mathrm{e}^{-\mathrm{j}2\pi kl/N}$
圆周频域移位	$x(n)\mathrm{e}^{\mathrm{j}2\pi nl/N}$	$X((k-l))_N$
复共轭	$x^*(n)$	$X^*(N-k)$
圆周卷积	$x_1(n) Ⓝ x_2(n)$	$X_1(k)X_2(k)$
圆周相关	$x(n) Ⓝ y^*(-n)$	$X(k)Y^*(k)$
两序列的乘积	$x_1(n)x_2(n)$	$\dfrac{1}{N}X_1(k) Ⓝ X_2(k)$
帕塞瓦定理	$\displaystyle\sum_{n=0}^{N-1} x(n)y^*(n)$	$\dfrac{1}{N}\displaystyle\sum_{k=0}^{N-1} X(k)Y^*(k)$

6.3　离散傅里叶变换与其他变换的关系

在数字信号处理中,离散傅里叶变换作为分析信号频率的一种重要工具。建立 DFT 与其他变换之间的关系对于深入理解信号处理方法至关重要。

(1) 与周期序列傅里叶级数系数的关系。一个周期为 N 的周期序列,将其表示为傅里叶级数的形式:

$$x_\mathrm{p}(n) = \sum_{k=0}^{N-1} c_k \mathrm{e}^{\mathrm{j}2\pi nk/N}, \quad -\infty < n < \infty \qquad (6-27)$$

其中,傅里叶级数的系数表示为

$$c_k = \frac{1}{N}\sum_{n=0}^{N-1} x_\mathrm{p}(n)\mathrm{e}^{-\mathrm{j}2\pi nk/N}, \quad k=0,1,\cdots,N-1 \qquad (6-28)$$

与式(6-7)和式(6-8)相比,发现:傅里叶级数系数的公式与 DFT 的形式一致。若 $x(n) = x_p(n)$, $0 \leqslant n \leqslant N-1$, 则该序列的 DFT 可表示为

$$X(k) = Nc_k \tag{6-29}$$

因此, N 点 DFT 提供了周期为 N 的周期序列的线谱。实际上,DFT 与 DFS 没有本质的区别,DFT 是 DFS 的主值区间,DFS 是 DFT 的周期延拓。

(2) 与连续时间信号傅里叶级数系数的关系。假设 $x_a(t)$ 是周期为 $1/F_0$ 的连续时间周期信号,其可表示为傅里叶级数的形式:

$$x_a(t) = \sum_{k=-\infty}^{\infty} c_k e^{j2\pi k t F_0} \tag{6-30}$$

其中, $\{c_k\}$ 是傅里叶系数。如果以 $F_s = N/T_p = 1/T$ 均匀采样,则可得到离散时间序列:

$$
\begin{aligned}
x(n) \equiv x_a(nT) &= \sum_{k=-\infty}^{\infty} c_k e^{j2\pi k F_0 nT} = \sum_{k=-\infty}^{\infty} c_k e^{\frac{j2\pi kn}{N}} \\
&= \sum_{k=0}^{N-1} \left[\sum_{l=-\infty}^{\infty} c_{k-lN} \right] e^{\frac{j2\pi kn}{N}}
\end{aligned} \tag{6-31}
$$

这是 IDFT 的一种表达形式,其中

$$X(k) = N \sum_{l=-\infty}^{\infty} c_{k-lN} \equiv N\tilde{c}_k \tag{6-32}$$

$$\tilde{c}_k = \sum_{l=-\infty}^{\infty} c_{k-lN} \tag{6-33}$$

因此, $\{\tilde{c}_k\}$ 序列是序列 $\{c_k\}$ 的混叠形式。

(3) 与非周期序列傅里叶变换的关系。若 $x(n)$ 是一个非周期有限能量序列,则其傅里叶变换 $X(\omega)$ 在 N 个等间隔点 $\omega_k = 2\pi k/N$, $k = 0, 1, \cdots, N-1$ 处被采样,则其频谱分量

$$X(k) = X(\omega) \Big|_{\omega = \frac{2\pi k}{N}} = \sum_{n=-\infty}^{\infty} x(n) e^{-\frac{j2\pi nk}{N}}, \quad k = 0, 1, \cdots, N-1 \tag{6-34}$$

是周期为 N 的周期序列 $x_p(n) = \sum_{l=-\infty}^{\infty} x(n-lN)$ 的 DFT 系数。

（4）与 Z 变换的关系。序列 $x(n)$ 的 Z 变换为

$$X(z) = \sum_{n=-\infty}^{\infty} x(n)z^{-n} \qquad (6-35)$$

其收敛域包括单位圆。如果在单位圆上的 N 个等间隔点 $z_k = \mathrm{e}^{\mathrm{j}2\pi k/N}$ 被均匀采样，则

$$\begin{aligned}
X(k) &\equiv X(z) \Big|_{z=\mathrm{e}^{\frac{\mathrm{j}2\pi nk}{N}}}, \\
&= \sum_{n=-\infty}^{\infty} x(n)\mathrm{e}^{-\frac{\mathrm{j}2\pi nk}{N}}, \quad k=0,1,\cdots,N-1
\end{aligned} \qquad (6-36)$$

总结一下 DFT 与 Z 变换、DTFT 的关系如下：

$$X(z) = Z[x(n)] = \sum_{n=0}^{N-1} x(n)z^{-n}$$

$$X(\omega) = \mathrm{DTFT}[x(n)] = \sum_{n=0}^{N-1} x(n)\mathrm{e}^{-\mathrm{j}\omega n}$$

$$X(k) = \mathrm{DFT}[x(n)] = \sum_{n=0}^{N-1} x(n)\mathrm{e}^{-\mathrm{j}2\pi nk/N}$$

比较以上三式，可得

$$X(k) = X(z) \Big|_{z=\mathrm{e}^{\mathrm{j}\frac{2\pi}{N}k}} = X(\omega) \Big|_{\omega=\frac{2\pi}{N}k} \qquad (6-37)$$

因此，单位圆上的 Z 变换是 DTFT，而 DFT 则是 DTFT 在一个周期 2π 中等间距取样的样本值，取样间隔为 $2\pi/N$，如图 6.6 所示。

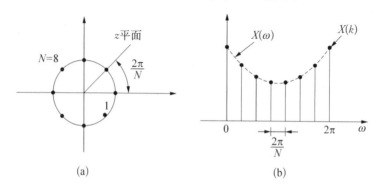

图 6.6　DFT 与 Z 变换、DTFT 的关系

(a) DFT 与 Z 变换；(b) DFT 与 DTFT

6.4　用离散傅里叶变换实现线性卷积

在很多 DSP 应用中,希望实现两个序列的线性卷积,例如在进行心电信号分析或者脑电图分析时,使用线性卷积进行滤波或者计算这类信号的自相关函数。如 6.3 节所述,离散傅里叶变换的乘积相当于序列的圆周卷积。为了得到线性卷积,须保证圆周卷积具有线性卷积的效果。下面进行较为详细的讨论。

假设两个非周期的时间序列 $x(n)$ 和 $h(n)$,长度分别为 L 和 M。其中, $x(n)$ 为一个输入信号, $h(n)$ 为一个滤波器的单位脉冲响应。 $x(n)$ 和 $h(n)$ 的线性卷积为

$$y_1(n) = x(n) * h(n) = \sum_{k=0}^{L-1} x(k)h(n-k) \tag{6-38}$$

这里, $y_1(n)$ 的长度为 $L+M-1$。 因此,要利用 DFT 在频域表示,需要 $n \geqslant L+M-1$ 点的 DFT。

假设 $x(n)$ 和 $h(n)$ 的圆周卷积为

$$y_2(n) = x(n) \mathbin{\text{Ⓛ}} h(n) = \sum_{k=0}^{L-1} x(k)\big[h(n-k)_L\big] \tag{6-39}$$

这里, $y_2(n)$ 的长度为 $\max(L, M)$。

例 6.3　已知长度分别为 L 和 $M (L=M=6)$ 的非周期序列 $x(n)$ 和 $h(n)$ 如图 6.7(a)所示。 $x(n)$ 和 $h(n)$ 的线性卷积长度为 $L+M-1=11$,且具有三角形包络,如图 6.7(b)所示。图 6.7(c)和图 6.7(d)分别表示 $N=L=6$ 和 $N=2L=12$ 时, $x(n)$ 和 $h(n)$ 的 N 点圆周卷积。

解: 例 6.3 中,线性卷积的长度为 $2L-1$,所以其圆周卷积结果与线性卷积的结果对全部 $0 \leqslant n \leqslant N-1$ 均相同,对于 $N=2L-1=11$ 的情况,这也是完全正确的。事实上,两个有限长序列的圆周卷积等于对两个序列的线性卷积再进行时域混叠的结果,即圆周卷积等于有混叠的线性卷积。在两个有限长序列的圆周卷积中,若 $n \geqslant L+M-1$,则时域混叠可以避免。显然,如果 $N=L=M$,则圆周卷积的全部序列值可以完全与线性卷积的值不同。但是,若 $M < L$,则 L 点圆周卷积的部分序列值将等于圆周卷积所对应的值。下面

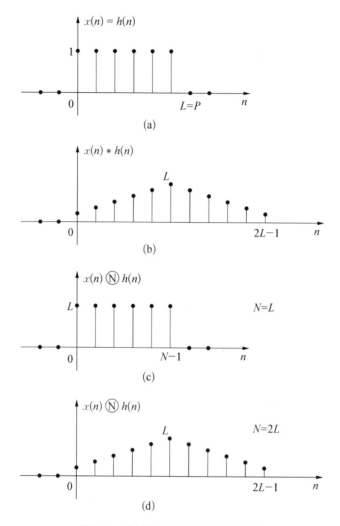

图 6.7　线性卷积和圆周卷积的关系

(a) 有限长非周期序列 $x(n)$ 和 $h(n)$；(b) $x(n)$ 和 $h(n)$ 的线性卷积；
(c) $x(n)$ 和 $h(n)$ 的 6 点圆周卷积；(d) $x(n)$ 和 $h(n)$ 的 12 点圆周卷积

介绍如何利用圆周卷积计算线性卷积。

　　因为输出序列 $y(n)$ 的 N 点 DFT 足以在频域表示 $y(n)$，所以将 $x(n)$ 和 $h(n)$ 的 N 点 DFT 变换相乘，再计算 N 点 DFT，就可以得到序列 $y(n)$。换言之，将 $x(n)$ 和 $h(n)$ 的长度通过补零增加到 N 点，然后计算它们的圆周卷积，得到的结果和计算线性卷积相同。因此，通过补零，DFT 可以用于线性滤波。具体步骤如下：

（1）$x(n)$添加 $M-1$ 个 0：

$$x_{zp}(n) = \begin{cases} x(n), & 0 \leqslant n \leqslant L-1 \\ 0, & \leqslant L \leqslant n \leqslant L+M-2 \end{cases}$$

（2）$h(n)$添加 $L-1$ 个 0：

$$h_{zp}(n) = \begin{cases} h(n), & 0 \leqslant n \leqslant M-1 \\ 0, & M \leqslant n \leqslant L+M-2 \end{cases}$$

此时，$x(n)$和 $h(n)$的长度均为 $N=L+M-1$。

（3）利用圆周卷积计算：

$$y(n) = x(n) * h(n) = \begin{cases} x_{zp}(n) \,\textcircled{N}\, h_{zp}(n), & 0 \leqslant n \leqslant N-1 \\ 0, & \text{其他} \end{cases}$$

（4）在实际应用中，可以用 DFT 进行计算：

$$y(n) = x(n) * h(n) = x_{zp}(n) \,\textcircled{N}\, h_{zp}(n)$$
$$= \mathrm{DFT}^{-1}\{\mathrm{DFT}\{x_{zp}(n)\} \cdot \mathrm{DFT}\{h_{zp}(n)\}\}$$

例 6.4　已知一个 FIR 滤波器的冲激响应为

$$h(n) = \{\underset{\uparrow}{1},\ 2,\ 3\}$$

利用 DFT 和 IDFT，来计算它对输入序列

$$x(n) = \{\underset{\uparrow}{1},\ 2,\ 2,\ 1\}$$

的响应。

解：输入序列的长度为 $L=4$，冲激响应的长度为 $M=3$，这两个序列的线性卷积产生了一个长度为 $N=4+3-1=6$ 的序列。因此，DFT 的大小至少为 6。

$x(n)$的 6 点 DFT 为

$$X(k) = \sum_{n=0}^{5} x(n) \mathrm{e}^{-\frac{\mathrm{j}2\pi kn}{8}}$$
$$= 1 + 2\mathrm{e}^{-\mathrm{j}\pi k/4} + 2\mathrm{e}^{-\mathrm{j}\pi k/2} + \mathrm{e}^{-\mathrm{j}3\pi k/4}, \quad k=0,\ 1,\ \cdots,\ 5$$

计算得出

$$X(0)=6, \qquad X(1)=\frac{2+\sqrt{2}}{2}-\mathrm{j}\left(\frac{4+3\sqrt{2}}{2}\right)$$

$$X(2)=-1-\mathrm{j}, \quad X(3)=\frac{2-\sqrt{2}}{2}+\mathrm{j}\left(\frac{4-3\sqrt{2}}{2}\right)$$

$$X(4)=0, \qquad X(5)=\frac{2-\sqrt{2}}{2}-\mathrm{j}\left(\frac{4-3\sqrt{2}}{2}\right)$$

$h(n)$ 的 6 点 DFT 为

$$H(k)=\sum_{n=0}^{5}h(n)\mathrm{e}^{\frac{\mathrm{j}2\pi kn}{8}}$$

$$=1+2\mathrm{e}^{-\mathrm{j}\pi k/4}+3\mathrm{e}^{-\mathrm{j}\pi k/2}, \quad k=0,1,\cdots,5$$

计算得出

$$H(0)=6, \qquad H(1)=1+\sqrt{2}-\mathrm{j}(3+\sqrt{2})$$

$$H(2)=-2-\mathrm{j}2, \quad H(3)=1-\sqrt{2}+\mathrm{j}(3-\sqrt{2})$$

$$H(4)=2, \qquad H(5)=1-\sqrt{2}-\mathrm{j}(3-\sqrt{2})$$

$X(k)$ 和 $H(k)$ 相乘得到 $Y(k)$，即

$$Y(0)=36, \quad Y(1)=-14.07-\mathrm{j}17.48,$$

$$Y(2)=\mathrm{j}4, \quad Y(3)=0.07+\mathrm{j}0.515,$$

$$Y(4)=0, \quad Y(5)=0.07-\mathrm{j}0.515$$

8 点 IDFT 为

$$y(n)=\sum_{k=0}^{5}Y(k)\mathrm{e}^{\mathrm{j}2\pi kn/8}, \quad n=0,1,\cdots,5$$

计算得出结果

$$y(n)=\{1,4,9,11,8,3\}$$

在诸多应用领域中(如心电信号滤波)，输入的 $x(n)$ 通常是一段很长的序列。尽管理论上可以存储全部信号数据并采用 DFT 进行处理,但由于实际数字计算机存储资源的限制,直接对整个长序列执行 DFT 通常是不切实际的。此外,只有当采集完所有的输入样本后才可以计算滤波后的样本,这极大地限

制了实时信号检测和分析的应用场景。为了解决这个问题,可以采用块卷积。首先将原始序列分割成长度为 L 的段,然后每段信号可以与有限长脉冲响应进行卷积,将滤波后的信号段组合在一起,从而形成总输出序列。这里介绍进行上述处理的两种方法,即重叠保留法和重叠相加法。这里假设 FIR 滤波器的长度为 M,输入序列被分割成 L 点的信号段,不失一般性,假设 $L \gg M$。

(1) 重叠保留法。对于这种方法,输入数据块的大小为 $N = L + M - 1$,DFT 和 IDFT 的长度为 N。每个数据块包含 $M-1$ 个前一数据块的数据点,后接 L 个新数据点组成一个长为 $N = L + M - 1$ 的数据序列。对每个数据块计算 N 点 DFT,通过补 $L-1$ 个零以增加 FIR 滤波器的冲激响应长度。序列的 N 点 DFT 是一次性计算并存储。对于第 m 个数据块,将两个 N 点的 DFT 变换和相乘,得出

$$\hat{Y}_m(k) = H(k)X_m(k), \quad k = 0, 1, \cdots, N-1 \tag{6-40}$$

N 点 IDFT 的结果为

$$\hat{y}_m(n) = \{\hat{y}_m(0)\hat{y}_m(1)\cdots\hat{y}_m(M-1)\hat{y}_m(M)\cdots\hat{y}_m(N-1)\} \tag{6-41}$$

因为数据记录的长度为 N,$y(n)$ 的前 $M-1$ 个点因混叠遭到破坏,所以必须去除。$y(n)$ 的后 L 个点与线性卷积得到的结果完全一样,这 L 点序列为

$$\hat{y}_m(n) = y_m(n), \quad n = M, M+1, \cdots, N-1 \tag{6-42}$$

为了避免由于混叠而丢失数据,每个数据记录的后 $M-1$ 点被保留出来。正如上所述,这些点将成为后续记录的前 $M-1$ 个数据点。在开始处理时,把第 1 个记录的前 $M-1$ 个点置为零。因此,序列的数据块为

$$x_1(n) = \{0, 0, \cdots, 0, x(0), x(1), \cdots, x(L-1)\} \tag{6-43}$$

$$x_2(n) = \{x(L-M+1), \cdots, x(L-1), x(L), \cdots, x(2L-1)\}$$
$$\tag{6-44}$$

$$x_3(n) = \{x(2L-M+1), \cdots, x(2L-1), x(2L), \cdots, x(3L-1)\}$$
$$\tag{6-45}$$

并且依次类推。由公式(6-41)给出的 IDFT,即可得出最终的数据序列,其中前 $M-1$ 点因为混叠需要丢弃,保留 L 点线性卷积结果。图 6.8 为输入数据的分割(输出数据块的组合)示意图。

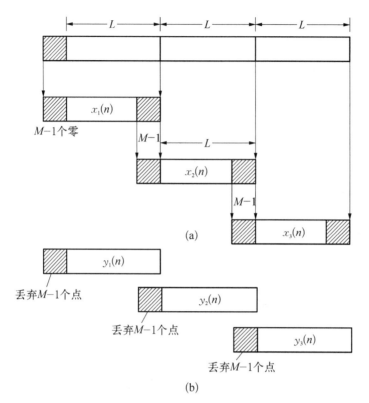

图 6.8　利用重叠保留法进行线性 FIR 滤波

（a）输入信号；（b）输出信号

（2）重叠相加法。对于这种方法，输入数据块的大小为 L，DFT 和 IDFT 的长度为 $N = L + M - 1$。对每个数据块，补 $M - 1$ 个零并计算 N 点 DFT。因此，序列的数据块可以表示为

$$x_1(n) = \{x(0),\ x(1),\ \cdots,\ x(L-1),\ 0,\ 0,\ \cdots,\ 0\} \qquad (6\text{-}46)$$

$$x_2(n) = \{x(L),\ \cdots,\ x(2L-1),\ 0,\ 0,\ \cdots,\ 0\} \qquad (6\text{-}47)$$

$$x_3(n) = \{x(2L),\ \cdots,\ x(3L-1),\ 0,\ 0,\ \cdots,\ 0\} \qquad (6\text{-}48)$$

并且依次类推。两个 N 点 DFT 相乘得到公式（6-40）。由于 DFT 和 IDFT 的长为 $N = L + M - 1$，并且通过对每个块补零以使序列长度增加到 N 点，所以 IDFT 得到的数据块长度也为 N，不存在混叠。

每个数据块以 $M - 1$ 个零为结尾，所以每个输出块后的 $M - 1$ 个点必须要重叠并加到随后数据块的前 $M - 1$ 个点上。该方法称为重叠相加法，其输

出序列可表示为

$$y(n) = \{y_1(0), y_1(1), \cdots, y_1(L-1), y_1(L)+y_2(0), y_1(L+1)+$$
$$y_2(1), \cdots, y_1(N-1)+y_2(M-1), y_2(M), \cdots\}$$

$$(6-49)$$

图 6.9 为输入数据的分割(输出数据块的组合)示意图。

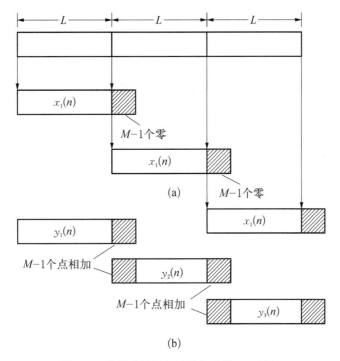

图 6.9　利用重叠相加法进行线性 FIR 滤波

(a) 输入信号;(b) 输出信号

例 6.5　计算 $x(n) = \{1, 2, 3, 4, 5, 6\}$ 和 $h(n) = \{1, 1, 1\}$ 的模块卷积 $y(n)$ $(L=3, M=3)$。

解:将 $x(n)$ 分解为 $x_0(n) = \{1, 2, 3\}$, $x_1(n) = \{4, 5, 6\}$。

$$y_0(n) = x_0(n) Ⓝ h(n) = \{1, 2, 3, 0, 0\} Ⓝ \{1, 1, 1, 0, 0\} = \{1, 3, 6, 5, 3\}$$

$$y_1(n) = x_1(n) Ⓝ h(n) = \{4, 5, 6, 0, 0\} Ⓝ \{1, 1, 1, 0, 0\} = \{4, 9, 15, 11, 6\}$$

$$y(n) = y_0(n) + y_1(n-3)$$

$$= \{1, 3, 6, 5, 3\} + \{4, 9, 15, 11, 6\} = \{1, 3, 6, 9, 12, 15, 11, 6\}$$

6.5　用离散傅里叶变换分析信号频谱

在生物医学工程领域,连续时间和离散时间信号的频谱分析至关重要,例如在心电图、脑电图和磁共振成像信号处理中。理论上,全面解析这些信号的频谱特征需要获取信号的所有时刻值。然而实际上,受限于传感器记录能力以及数据采集系统的现实约束,我们通常仅能获取有限长度的观测信号,对信号频谱进行近似的表达。本节将探讨如何运用有限数据记录下的离散傅里叶变换进行信号的频率分析。

假设分析的信号是模拟信号,那么首先要将它通过一个抗混叠滤波器,然后以速率 $F_s \geqslant 2B$ 进行采样,其中 B 是滤波信号的带宽。因此,在采样信号中包含的最高频率为 $F_s/2$。最后,为了满足实际应用需求,我们要将信号的长度截取至时间段 $T_0 = LT$,其中 L 表示样本数量,T 是采样间隔。实际上,对信号的有限观察区间限制了频率分辨率,即我们无法分辨频率间隔小于 $1/T_0 = 1/LT$ 的两个频率分量。这也就意味着,在有限观测条件下,某些高频细节可能无法精确分辨。

(1) 加窗引起的频谱泄漏。设 $\{x(n)\}$ 为待分析的序列,将信号长度限制为 $0 \leqslant n \leqslant L-1$ 上的 L 个样本,即将乘以一个长为 L 的矩形窗 $w(n)$,表示为

$$\hat{x}(n) = x(n)w(n) \tag{6-50}$$

其中,

$$w(n) = \begin{cases} 1, & 0 \leqslant n \leqslant L-1 \\ 0, & \text{其他} \end{cases} \tag{6-51}$$

假设序列 $x(n)$ 由单正弦信号组成,即

$$x(n) = \cos \omega_0 n \tag{6-52}$$

其傅里叶变换可以表示为

$$\hat{X}(\omega) = \frac{1}{2}[W(\omega - \omega_0) + W(\omega + \omega_0)] \tag{6-53}$$

其中,$W(\omega)$是窗序列的傅里叶变换,矩形窗可表示为

$$W(\omega)=\frac{\sin\left(\dfrac{\omega L}{2}\right)}{\sin\left(\dfrac{\omega}{2}\right)}\mathrm{e}^{-\frac{j\omega(L-1)}{2}} \tag{6-54}$$

通过 DFT 计算 $\hat{X}(\omega)$,需要在序列 $\hat{x}(n)$ 后补 $N-L$ 个零。图 6.10 给出加窗后的时间信号 $\hat{x}(n)$ 的频谱 $\hat{X}(\omega)$。可以看出,加窗频谱 $\hat{X}(\omega)$ 并不局限于单一频率,而是扩散到整个频率区间。这种由于信号加窗引起的功率"泄漏"到整个频率区间的现象,称为频谱泄漏。

(2) 加窗对频率分辨率的影响。加窗不仅由于泄漏的影响而使谱估计失真,而且它还会降低频谱分辨率。为了说明这个问题,我们现在来考虑一个包含两个频率分量的信号序列:

$$x(n)=\cos\omega_1 n+\cos\omega_2 n \tag{6-55}$$

当序列 $x(n)$ 被截断为区间 $0\leqslant n\leqslant L-1$ 上的 L 个样本时,加窗后的频谱为

$$\hat{X}(\omega)=\frac{1}{2}\big[W(\omega-\omega_1)+W(\omega-\omega_2)+W(\omega+\omega_1)+W(\omega+\omega_2)\big] \tag{6-56}$$

矩形窗序列的频谱在 $\omega=2\pi/L$ 处存在第一个零点。假设 $|\omega_1-\omega_2|<2\pi/L$,则两个窗函数 $W(\omega-\omega_1)$ 和 $W(\omega-\omega_2)$ 会发生重叠。因此,$x(n)$ 的两条谱线无法被区分。只有当 $(\omega_1-\omega_2)>2\pi/L$ 时,我们才可以看到频谱 $\hat{X}(\omega)$ 中分开的两瓣。因此,我们区分不同频率谱线的能力受到窗口主瓣宽度的限制。

例 6.6 序列 $x(n)=\cos\omega_0 n+\cos\omega_1 n+\cos\omega_2 n$,其中 $\omega_0=0.2\pi$,$\omega_1=0.22\pi$,$\omega_2=0.6\pi$。计算 DTFT 并画出矩形窗长度 $L=25,50,100$ 时的幅度谱 $|\hat{X}(\omega)|$。

解: $\hat{X}(\omega)=X(\omega)^*W(\omega)$

$$=\frac{1}{2}\big[W(\omega-\omega_0)+W(\omega-\omega_1)+W(\omega-\omega_2)W(\omega+\omega_0)$$
$$+W(\omega+\omega_1)+W(\omega+\omega_2)\big]$$

不同窗长度截取条件下的幅度谱 $|\hat{X}(\omega)|$ 如图 6.10 所示。可以注意到,对于 $L = 25, 50$,ω_0 和 ω_1 是不可分辨的,但对于 $L = 100$,他们却是可分辨的。

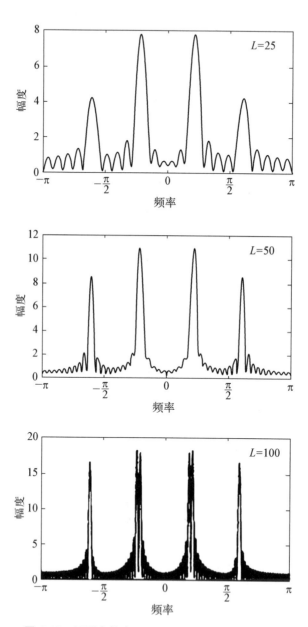

图 6.10   矩形窗长度 $L = 25, 50, 100$ 时的幅度谱

　　窗函数频谱主瓣的宽度影响分辨率,而旁瓣大小影响频谱的泄漏。减小旁瓣是以增加主瓣宽度为代价的,因而会减轻频谱泄漏,但同时频谱分辨率会降低。例如,汉宁(Hanning)窗主瓣宽度近似为矩形窗的 2 倍,相应的频率分辨率降为 1/2。图 6.11 给出了信号加汉宁窗后的频谱,其中 $L = 25$,50,100。 与矩形窗相比,可以明显看出旁瓣的下降和分辨率的降低。

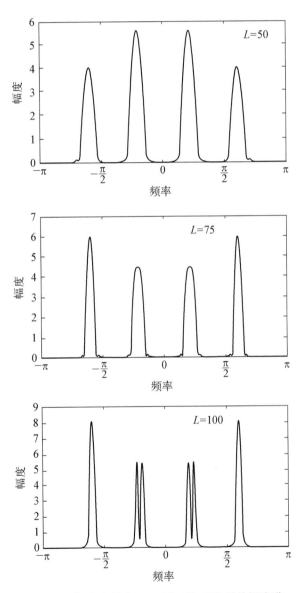

图 6.11　汉宁窗长度 $L = 25$, 50, 100 时的幅度谱

（3）DFT 用于信号频谱分析。用计算机分析和处理信号时，信号需要有限长，其长度即是矩形窗的宽度，要想分辨出不同频率 ω_1 和 ω_2 处的两个频谱，数据长度需要满足：

$$\frac{2\pi k}{L} \leqslant |\omega_1 - \omega_2| \tag{6-57}$$

其中，对于矩形窗 $k=1$，其他类型的窗（如汉明窗、海明窗等）$k>1$。这为数据长度的选择提供了依据。

根据离散傅里叶变换 DFT 和其逆变换 IDFT 的定义式，

$$\hat{X}(k) = \sum_{n=0}^{N-1} \hat{x}(n) \mathrm{e}^{-\mathrm{j}\frac{2\pi}{N}kn}, \quad 0 \leqslant k \leqslant N-1 \tag{6-58}$$

$$\hat{x}(n) = \frac{1}{N} \sum_{n=0}^{N-1} \hat{X}(k) \mathrm{e}^{\mathrm{j}\frac{2\pi}{N}kn}, \quad 0 \leqslant k \leqslant N-1 \tag{6-59}$$

$\hat{X}(k)$ 的频率分辨率为 $2\pi/N$。若要分辨出 ω_1 和 ω_2 两处的谱峰，则

$$|\omega_1 - \omega_2| \geqslant \frac{2\pi}{N} \tag{6-60}$$

例 6.7　序列 $x(n) = \sin\left(2\pi \frac{F_1}{F_s} n\right) + \sin\left(2\pi \frac{F_2}{F_s} n\right) + \sin\left(2\pi \frac{F_3}{F_s} n\right)$，其中，$F_1 = 2\,\mathrm{Hz}$，$F_2 = 2.02\,\mathrm{Hz}$，$F_3 = 2.07\,\mathrm{Hz}$，$F_s = 10\,\mathrm{Hz}$。试确定将三个谱峰分开所需窗函数的长度。

解：$\Delta\omega = |\omega_1 - \omega_2| = 2\pi \dfrac{\Delta F}{F_s} = 2\pi * 0.02 * 0.1 \geqslant \dfrac{2\pi}{N}$

计算得到 $N \geqslant 500$。

窗长度为 256 和 1 024 时，DFT 的幅度谱 $|\hat{X}(\omega)|$ 如图 6.12 所示。

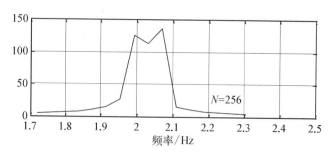

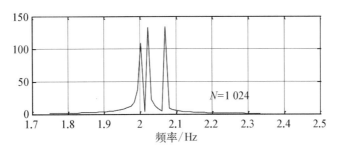

图 6.12　汉宁窗长度 $L = 25, 50, 100$ 时的幅度谱

6.6　小结

　　本章集中阐述了离散傅里叶变换的概念及其性质与应用。我们通过分析采样序列 $x(n)$ 的频谱 $X(\omega)$ 来探讨 DFT。在生物医学信号处理中，离散时间信号的频谱分析尤为重要，因为它不仅能揭示生理信号的动态特征，如心电信号、脑电波或肌电信号中的频率组成，还能帮助识别潜在病理模式。值得注意的是，DFT 适用于有限长度的离散信号，并能在频域内对此类信号提供一个独特且完整的描述。鉴于生物医学信号往往具有复杂且短暂的特点，DFT 的应用显得尤为契合。此外，得益于 DFT 高计算效率算法的发展，如今在频域内对生物医学数字信号进行分析与处理的速度远超传统的时域处理方法，极大地提高了信号分析的实时性和准确性。在下一章将介绍这些算法。

习题

1.　求离散时间信号 $x(n) = u(n) - u(n-5)$ 的离散傅里叶变换 $X(k)$（设 $N = 5$）。

2.　求离散时间信号 $x(n) = u(n) - u(n-5)$ 的离散傅里叶变换 $X(k)$（设 $N = 10$）。

3.　计算序列 $x_1(n) = \{\underset{\uparrow}{1}, 2, 3, 1\}$，$x_2(n) = \{\underset{\uparrow}{4}, 3, 2, 2\}$ 的圆周卷积。

4.　计算序列 $x_3(n) = x_1(n) \, ⓝ \, x_2(n)$ 的 4 点 DFT 和 IDFT。其中，$x_1(n)$，$x_2(n)$，$x_3(n)$ 是习题 3 给出的序列。

5.　给定序列 $x(n) = \begin{cases} 1, & 0 \leqslant n \leqslant 3 \\ 0, & 4 \leqslant n \leqslant 7 \end{cases}$ 的 8 点 DFT，计算以下序列的 DFT。

$$(1)\ x_1(n) = \begin{cases} 1, & n=0 \\ 0, & 1 \leqslant n \leqslant 4 \\ 1, & 5 \leqslant n \leqslant 7 \end{cases}。$$

$$(2)\ x_2(n) = \begin{cases} 0, & 0 \leqslant n \leqslant 1 \\ 1, & 2 \leqslant n \leqslant 5 \\ 0, & 6 \leqslant n \leqslant 7 \end{cases}。$$

6. 已知序列 $x_1(n) = \{\underset{\uparrow}{0}, 1, 2, 3, 4\}$，$x_2(n) = \{\underset{\uparrow}{0}, 1, 0, 0, 0\}$ 及它们的 5 点 DFT。计算序列 $y(n)$，使得 $Y(K) = X_1(k)X_2(k)$。

7. 计算下列信号的 N 点 DFT：

(1) $x(n) = \delta(n - n_0)$，$0 < n_0 < N$。

(2) $x(n) = a^n$，$0 \leqslant n \leqslant N-1$。

$$(3)\ x(n) = \begin{cases} 1, & 0 \leqslant n \leqslant N/2-1 \\ 0, & N/2 \leqslant n \leqslant N-1 \end{cases} (N \text{ 为偶})。$$

(4) $x(n) = e^{i\left(\frac{2\pi}{N}\right)k_0 n}$，$0 \leqslant n \leqslant N-1$。

8. $h(n)$ 是长度为 N 的有限长序列，当 $n < 0$ 或 $n \geqslant N$ 时，$h(n) = 0$。对 $h(n)$ 的离散时间傅里叶变换（DTFT）等间隔采样 $3N$ 个点：$w_k = \dfrac{2\pi k}{3N}$，$k = 0, 1, \cdots, 3N-1$，求对这 $3N$ 个点的采样值 $H(k)$ 进行 DFT 反变换得到的序列 $g(n)$。

9. 若一个长度为 8 点的序列 $x(n)$ 与一个长度为 3 点的序列 $h(n)$ 线性卷积，卷积结果 $y(n) = x(n) * h(n)$ 是长度为 10 点的序列。假设整个输出 $y(n)$ 由两个 6 点的圆周卷积构成：

$$y_1(n) = x_1(n) ⑥ g(n)$$
$$y_2(n) = x_2(n) ⑥ g(n)$$

其中，

$$g(n) = \begin{cases} h(n), & n = 0, 1, 2 \\ 0, & n = 3, 4, 5 \end{cases}$$

$$x_1(n) = \begin{cases} x(n), & n = 0, 1, 2, 3 \\ 0, & n = 4, 5 \end{cases}$$

$$x_2(n) = \begin{cases} x(n+4), & n = 0, 1, 2, 3 \\ 0, & n = 4, 5 \end{cases}$$

若 $y_1(n)$ 和 $y_2(n)$ 的值如下表所示：

n	0	1	2	3	4	5
$y_1(n)$	1	-2	-3	2	1	3
$y_2(n)$	2	-3	-4	3	-2	-2

求序列 $y(n)$。

第 7 章

快速傅里叶变换

在第 6 章中,我们介绍了离散傅里叶变换(DFT)在信号频谱分析以及系统分析、设计和实现领域中的应用。然而,直接计算 DFT 所需的计算量巨大,使得对数据进行实时处理非常困难。对此,本章将介绍一种分而治之的 DFT 有效计算方法,称为快速傅里叶变换(fast fourier transform,FFT)。

快速傅里叶变换是一种高效的算法,通过将 DFT 问题分解为更小的子问题,并利用其周期性和对称性进行优化,极大地减少了计算的复杂性。通过引入 FFT 算法,我们可以在实时处理的要求下对大量数据进行快速的频谱分析和系统分析。它在数字信号处理和医学影像处理等领域都具有重要的应用。

本章将首先分析直接计算 DFT 的计算量,并提出改善 DFT 计算方法的思路。随后,我们将详细探讨快速傅里叶变换的原理和核心思想,包括蝶形运算和分治策略。最后,我们会介绍一些常见的 FFT 算法和优化技术,并解释 FFT 算法的计算复杂性和效率。

7.1　离散傅里叶变换的有效计算

本节将介绍直接计算 DFT 的计算量问题以及改善思路。由于 DFT 在线性滤波、图像处理等数字信号处理领域有重要作用,如何对其进行有效计算这一问题受到了数学家、工程师以及应用科学家的高度关注。

7.1.1　直接计算 DFT 的计算量问题

直接计算 DFT 的过程如式(7-1)所示,这是一个由长度为 N 的数据序列 $\{x(n)\}$ 计算长度为 N 的频率域序列 $\{X(k)\}$ 的过程:

$$X(k) = \sum_{n=0}^{N-1} x(n) W_N^{kn}, \quad 0 \leqslant k \leqslant N-1 \qquad (7-1)$$

其中，W_N 表示相位因子：

$$W_N = e^{-j2\pi/N} \qquad (7-2)$$

通常，我们假设数据序列 $\{x(n)\}$ 和序列 $\{X(k)\}$ 都是复数序列。因此，计算 DFT 时所有的运算均为复数运算。通过观察可以发现，对于每一个 k 值，直接计算 DFT 会涉及 N 次复数乘法和 $N-1$ 次复数加法。而 k 一共有 N 个取值（从 0 到 $N-1$），所以计算长度为 N 点的 DFT 总共会进行 N^2 次复数乘法和 $N(N-1)$ 次复数加法，计算量等级为 $O(N^2)$。

由于计算 DFT 和计算 IDFT 涉及的运算类型基本相同，且具有相同的计算量级，所以我们对 DFT 的分析也同样适用于 IDFT。

例 7.1　对一幅 $N \times N$ 点的二维图像计算 DFT，如用每秒可做 10 万次复数乘法的计算机，当 $N=1\,024$ 时，需要多少时间？（不考虑加法运算时间）

解：直接计算 DFT 所需复乘次数 $(N^2)^2 \approx 240$ 次，因此用每秒可做 10 万次复数乘法的计算机，则需要近 $3\,000$ 小时。

通过上述例子可以明显观察到，直接计算 DFT 并不是一种高效的算法，它无法满足对实时性要求较高的任务的需求，因此需要进一步提升计算速度。

7.1.2　DFT 计算方法的改善思路

在 DFT 的计算过程中，直接计算方法的速度相对较慢，主要是因为它没有充分利用相位因子所具有的对称性和周期性。这两种性质可以通过以下公式来表示：

对称性：　　　　　　　　$W_N^{k+N/2} = -W_N^k$ 　　　　　　　$(7-3)$

周期性：　　　　　　　　$W_N^{k+N} = W_N^k$ 　　　　　　　　$(7-4)$

这意味着在计算 DFT 时，我们可以利用这些性质来减少计算量。下一节将要介绍的快速傅里叶算法正是利用信号的对称性和周期性进行优化，并将 DFT 问题分解为更小的子问题，从而大大提高了计算速度。

另一种降低 DFT 计算量的方案是采用分而治之的方法。现在我们考虑对一个 N 点数据序列进行 DFT 计算，如果 N 不为质数，那么就可以将 N 分

解为两个正整数的乘积,即

$$N = ML \tag{7-5}$$

对于 N 为质数的情况,也可以通过在数据序列末尾补零的方式使数据序列的长度满足式(7-5),因此这种分解方式具有普适性。在直接计算 DFT 时,将序列 $x(n)(0 \leqslant n \leqslant N-1)$ 存储为一个长度为 N 的一维数组。而在分解后,可以将 $x(n)$ 存储为一个二维矩阵 $x(l,m)(0 \leqslant l \leqslant L-1, 0 \leqslant m \leqslant M-1)$,其中 l 表示行索引,m 表示列索引。将一维数组重新排列为二维矩阵的过程中,各个元素的排列顺序取决于 l、m 到 n 的映射,常见的包括按行排列和按列排列两种:

按行排列:
$$n = Ml + m \tag{7-6}$$

按列排列:
$$n = mL + l \tag{7-7}$$

以按行排列为例,首先将 $x(n)$ 的前 M 个元素放入第一行,再将后 M 个元素放入第二行,以此类推,直至将矩阵填满,具体结果如表 7.1 所示。

表 7.1　数据存储方式

l	m				
	0	1	2	⋯	$M-1$
0	$x(0)$	$x(1)$	$x(2)$	⋯	$x(M-1)$
1	$x(M)$	$x(M+1)$	$x(M+2)$	⋯	$x(2M-1)$
2	$x(2M)$	$x(2M+1)$	$x(2M+2)$	⋯	$x(3M-1)$
⋮	⋮	⋮	⋮	⋮	⋮
$L-1$	$x((L-1)M)$	$x((L-1)M+1)$	$x((L-1)M+2)$	⋯	$x(LM-1)$

同理,也可以使用二维矩阵来存储傅里叶变换后的频率域数据 $X(p,q)$,通过按行或按列的方式对数据进行重新排列,具体的映射关系如下:

按行排列:
$$k = Mp + q \tag{7-8}$$

按列排列:
$$k = qL + p \tag{7-9}$$

现在,我们不妨使用按列排列的方式分别将数据序列 $x(n)$ 和变换后的序列 $X(k)$ 重新排列为 $x(l, m)$ 和 $X(p, q)$,则 DFT 计算可以表示为数据序列与相位因子相乘后再对 m 和 l 求和的过程:

$$
\begin{aligned}
X(p, q) &= \sum_{n=0}^{N-1} x(n) W_N^{kn} \\
&= \sum_{m=0}^{M-1} \sum_{l=0}^{L-1} x(l, m) W_N^{(Mp+q)(mL+l)} \\
&\quad 0 \leqslant l \leqslant L-1, 0 \leqslant m \leqslant M-1
\end{aligned}
\tag{7-10}
$$

其中,

$$
W_N^{(Mp+q)(mL+l)} = W_N^{MLmp} W_N^{mLq} W_N^{Mpl} W_N^{lq}
\tag{7-11}
$$

又因为 $W_N^{Nmp} = 1$, $W_N^{mqL} = W_{N/L}^{mq} = W_M^{mq}$, $W_N^{Mpl} = W_{N/M}^{pl} = W_L^{pl}$,通过简化可以将式(7-10)重新表示为

$$
X(p, q) = \sum_{l=0}^{L-1} \left\{ W_N^{lq} \left[\sum_{m=0}^{M-1} x(l, m) W_M^{mq} \right] \right\} W_L^{lp}
\tag{7-12}
$$

要求解上式,可以分三个步骤进行:

(1) 首先,我们需要提取出 $x(l, m)$ 中的每一行,将其视为 L 个一维序列,并分别对各行进行 M 点的 DFT 计算,得到中间结果 $F(l, q)$。由于此过程是对 m 进行求和,所以可以暂时将 l 视为常数处理。具体过程用公式表示为

$$
F(l, q) = \sum_{m=0}^{M-1} x(l, m) W_M^{mq}, \quad 0 \leqslant q \leqslant M-1
\tag{7-13}
$$

(2) 接下来,我们将得到的二维矩阵 $F(l, q)$ 与相位因子相乘得到新的二维矩阵 $G(l, q)$:

$$
G(l, q) = W_N^{lq} F(l, q), \quad 0 \leqslant l \leqslant L-1, 0 \leqslant q \leqslant M-1
\tag{7-14}
$$

(3) 最后,提取出 $G(l, q)$ 中的每一列,将其视为 M 个一维序列,并分别对各列进行 L 点的 DFT 计算,得到最终结果

$$
X(p, q) = \sum_{l=0}^{L-1} G(l, q) W_L^{lp}
\tag{7-15}
$$

直观来看,采用分而治之的方法计算 DFT 需要三个步骤,似乎提高了计算的复杂度。但是,我们不妨分别计算一下各个步骤所需的复数乘法和复数加法次数。首先,第一步总共进行了 L 次 M 点的 DFT 计算,每一次 M 点 DFT 需要 M^2 次复数乘法计算和 $M(M-1)$ 次复数加法,总计 LM^2 次乘法和 $LM(M-1)$ 次加法。第二步只包含了乘法运算,计算所有 $\boldsymbol{G}(l,q)(0 \leqslant l \leqslant L-1,0 \leqslant q \leqslant M-1)$ 的值总共需要 LM 次复数乘法。而最后一步与第一步相类似,共进行了 M 次 L 点的 DFT 计算,总计 ML^2 次复数乘法和 $ML(L-1)$ 次复数加法。因此,用分而治之的方法计算 DFT 的计算复杂度为

复数乘法: $\qquad\qquad N(M+L+1)$

复数加法: $\qquad\qquad N(M+L-2)$

其中,$N=ML$。因为在绝大多数情况下 N 均大于 $M+L+1$ 和 $M+L-2$,所以分而治之的方法实际上降低了 DFT 的计算量。

例 7.2 对一个 1 000 点的一维信号进行 DFT 变换,如用每秒可做 10 万次复数乘法的计算机,用直接计算的方法需要多少时间? 用分而治之的方法(存储为 500×2 的二维矩阵)需要多少时间?(不考虑加法运算时间)

解: 采用直接计算的方法,需要 $N^2 = 10^6$ 次乘法,计算所需的时间为 $10^6 \div 10^5 = 10\ \mathrm{s}$。

采用分而治之的方法,需要 $N(M+L+1) = 503\,000$ 次乘法,计算所需的时间约为 5 s。可以发现,分而治之的方法将计算所需的时间缩短到了原来的一半。

通过观察可以发现,对原有的一维数据进行一次分解后,第一步和最后一步依然为直接计算 DFT 的过程。如果用相似的方法进一步分解这两个步骤,得到长度更短的 DFT,就可以进一步减小计算量,提高 DFT 计算的效率。在下一节中,我们将基于分而治之的思想以及相位因子的性质来推导常见的快速傅里叶算法。

7.2 按时间抽取的快速傅里叶算法

在上一节中,我们介绍了用分而治之的方法简化 DFT 计算的原理。现在我们假设序列长度可以分解为 $N = r_1 r_2 r_3 \cdots r_v$,其中 $\{r_i\}$ 为一组正整数。特

别的,当 $r_1 = r_2 = r_3 = \cdots = r_v \equiv r$ 时,序列长度 $N = r^v$,将 r 称为傅里叶变换的基数。此时如果将 DFT 计算问题分解为更小的子问题,则每个子问题中涉及的 DFT 长度均为 r,可以用相同的方法解决。基于这一思路,快速傅里叶算法(fast fourier transform,FFT)应运而生,常见的包括基 2 FFT 算法和基 4 FFT 算法等。我们还可以根据分解数据的方式将 FFT 算法分为按时间抽取和按频率抽取两类。由于常见的一维数据往往是强度随时间变化的时域信号,而变换后的结果为频率域信号,因此习惯于将分解数据序列的方法称为按时间抽取,将分解结果序列的方法称为按频率抽取。本节将主要介绍按时间抽取的基 2 FFT 算法,按频率抽取的算法将在下一节展开介绍。

首先,我们将数据序列末尾补零至 $N = 2^v$。 此时,基于分而治之的思想,可以将原始的数据按行排列为一个 $N/2$ 行 2 列的二维矩阵,其中第一列具有偶数下标,而第二列具有奇数下标。这将导致原始的数据序列被分解为两个长度为 $N/2$ 的子序列 $f_1(n)$ 和 $f_2(n)$,分别对应奇序列和偶序列。用公式表示为

$$f_1(n) = x(2n) \tag{7-16}$$

$$f_2(n) = x(2n+1), \quad n = 0, 1, \cdots, \frac{N}{2} - 1 \tag{7-17}$$

现在,N 点的 DFT 计算就可以表示为

$$\begin{aligned} X(k) &= \sum_{n=0}^{N-1} x(n) W_N^{kn}, \quad k = 0, 1, \cdots, N-1 \\ &= \sum_{n \text{为偶数}} x(n) W_N^{kn} + \sum_{n \text{为奇数}} x(n) W_N^{kn} \\ &= \sum_{m=0}^{(N/2)-1} x(2m) W_N^{2mk} + \sum_{m=0}^{(N/2)-1} x(2m+1) W_N^{k(2m+1)} \end{aligned} \tag{7-18}$$

由于 $W_N^2 = W_{N/2}$,式(7-18)可进一步化简为

$$\begin{aligned} X(k) &= \sum_{m=0}^{(N/2)-1} f_1(m) W_{N/2}^{km} + W_N^k \sum_{m=0}^{(N/2)-1} f_2(m) W_{N/2}^{km} \\ &= F_1(k) + W_N^k F_2(k), \quad k = 0, 1, \cdots, \frac{N}{2} - 1 \end{aligned} \tag{7-19}$$

其中,$F_1(k)$ 和 $F_2(k)$ 分别是 $f_1(m)$ 和 $f_2(m)$ 的 $N/2$ 点 DFT 变换结果,k

的取值范围为 $0 \sim N/2 - 1$。 但是，原始 DFT 的长度为 N 点，k 的取值范围为 $0 \sim N - 1$。 因此通过上述方法只能得到前 $N/2$ 点的计算结果。如果要获得完整的结果，则需要利用相位因子的周期性与对称性 $W_{N/2}^{k+N/2} = W_{N/2}^{k}$，$W_N^{k+N/2} = -W_N^{k}$，进而 $F_1(k+N/2) = F_1(k)$，$F_2(k+N/2) = F_2(k)$。 由此，我们可以得到

$$X(k) = F_1(k) + W_N^k F_2(k)，\quad k = 0, 1, \cdots, \frac{N}{2} - 1 \qquad (7-20)$$

$$X\left(k + \frac{N}{2}\right) = F_1(k) - W_N^k F_2(k)，\quad k = 0, 1, \cdots, \frac{N}{2} - 1 \qquad (7-21)$$

我们来尝试分析分解一次后的计算量（不考虑复数加法）。首先，对于前 $N/2$ 个点，总共需要进行两次 $N/2$ 点的傅里叶变换，包括了 $2 \times (N/2)^2$ 次复数乘法，与相位因子相乘又需要 $N/2$ 次复数乘法，总计 $N^2/2 + N/2$ 次复数乘法。后 $N/2$ 个点的计算与前 $N/2$ 个点相比，所涉及的因子均相同，只是由加法变为了减法，并不需要额外的乘法运算。综上所述，在分解一次之后，复数乘法的次数由 N^2 降至 $N^2/2 + N/2$，在 N 较大的情况下，计算量近似减少了一半。

上述计算过程可以用图 7.1 表示，将一对子序列（$F_1(k)$，$F_2(k)$）中的 $F_2(k)$ 乘以 W_N^k，再与 $F_1(k)$ 相减或相加得到新的序列。这是 FFT 计算过程中的基本运算，在各级的分解中均会使用。由于流程图的形状类似于蝴蝶，所以将这种运算称为蝶形运算，并将这种流程图称为蝶形图。

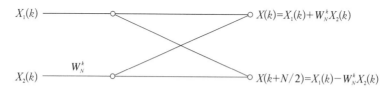

图 7.1　蝶形运算示意图

接下来，我们进行第二次分解，将两个长度为 $N/2$ 的 DFT 计算进一步分解为长度为 $N/4$ 的 DFT 计算。为了保证形式的一致性，定义如下：

$$G_1(k) = F_1(k)，\quad k = 0, 1, \cdots, \frac{N}{2} - 1 \qquad (7-22)$$

$$G_2(k) = W_N^k F_2(k), \quad k = 0, 1, \cdots, \frac{N}{2} - 1 \tag{7-23}$$

DFT 的结果可以表示为

$$X(k) = G_1(k) + G_2(k), \quad k = 0, 1, \cdots, \frac{N}{2} - 1 \tag{7-24}$$

$$X\left(k + \frac{N}{2}\right) = G_1(k) - G_2(k), \quad k = 0, 1, \cdots, \frac{N}{2} - 1 \tag{7-25}$$

分别对 $f_1(n)$ 和 $f_2(n)$ 作进一步分解,会产生如下两组序列:

$f_1(n)$ 分解结果:

$$v_{11}(n) = f_1(2n), \quad n = 0, 1, \cdots, \frac{N}{4} - 1 \tag{7-26}$$

$$v_{12}(n) = f_1(2n+1), \quad n = 0, 1, \cdots, \frac{N}{4} - 1 \tag{7-27}$$

$f_2(n)$ 分解结果:

$$v_{21}(n) = f_2(2n), \quad n = 0, 1, \cdots, \frac{N}{4} - 1 \tag{7-28}$$

$$v_{22}(n) = f_2(2n+1), \quad n = 0, 1, \cdots, \frac{N}{4} - 1 \tag{7-29}$$

与第一次分解的过程进行类比,我们不难将 $N/2$ 点 DFT $F_1(k)$ 和 $F_2(k)$ 表示为 $N/4$ 点 DFT 的组合:

$$F_1(k) = V_{11}(k) + W_{N/2}^k V_{12}(k), \quad k = 0, 1, \cdots, \frac{N}{4} - 1 \tag{7-30}$$

$$F_1\left(k + \frac{N}{4}\right) = V_{11}(k) - W_{N/2}^k V_{12}(k), \quad k = 0, 1, \cdots, \frac{N}{4} - 1 \tag{7-31}$$

$$F_2(k) = V_{21}(k) + W_{N/2}^k V_{22}(k), \quad k = 0, 1, \cdots, \frac{N}{4} - 1 \tag{7-32}$$

$$F_2\left(k + \frac{N}{4}\right) = V_{21}(k) - W_{N/2}^k V_{22}(k), \quad k = 0, 1, \cdots, \frac{N}{4} - 1 \tag{7-33}$$

其中,$\{V_{ij}(k)\}$ 是 $\{v_{ij}(n)\}$ 的 $N/4$ 点 DFT。我们观察到 $\{V_{ij}(k)\}$ 的计算需

要进行 4 次长度为 $N/4$ 点的 DFT,因此 $F_1(k)$ 和 $F_2(k)$ 的计算总共需要 $4(N/4)^2 + N/2$ 次复数乘法。而根据 $F_1(k)$ 和 $F_2(k)$ 计算 $X(k)$ 的过程中,$F_2(k)$ 与相位因子相乘还需要 $N/2$ 次乘法,所以两次分解后计算傅里叶变换所需的复数乘法总次数为 $N^2/4 + N$。

通过不断重复上述分解过程,最终可以得到长度为 1 的序列,即 $x(n)$ 中的某个元素,无须再计算子序列的 DFT。因此,FFT 将 DFT 转化为了多次复数乘法与复数加法的组合,与直接计算 DFT 相比,FFT 利用了相位因子的周期性与对称性,避免了部分元素的重复计算,从而降低了计算的复杂度。

图 7.2 展示了 $N = 8$ 时计算 FFT 所用到的蝶形图,详细说明了由多个较短的傅里叶变换合成一个较长的傅里叶变换的过程。8 点 FFT 的计算主要分为三个层级,首先进行 4 次 2 点 DFT,再进行 2 次 4 点 DFT,最后进行 1 次 8 点 DFT。在每一个层级中,蝶形运算都是最基本的运算单位,通常包括一次复数乘法和两次复数加法。对于长度为 $N = 2^v$ 的序列,利用蝶形图计算 FFT 的过程中总共有 $\log_2 N$ 个层级,每一个层级需要进行 $N/2$ 次蝶形运算,所以复数乘法的总次数减少为 $(N/2)\log_2 N$ 次,而复数加法为 $N\log_2 N$ 次。

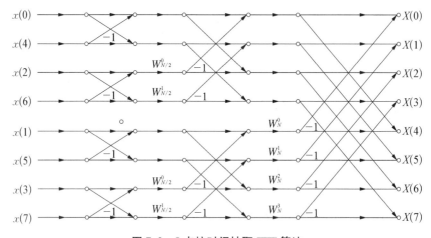

图 7.2　8 点按时间抽取 FFT 算法

例 7.3 对一幅 $N \times N$ 点的二维图像计算 FFT,如用每秒可做 10 万次复数乘法的计算机,当 $N = 1\,024$ 时,需要多少时间?(不考虑加法运算时间)

解: 当 $N = 1\,024$ 点时,FFT 算法处理一幅二维图像所需复数乘法约为 $(N^2/2)\log_2(N^2) \approx 1.05 \times 10^7$ 次,因此计算一幅二维图像的 FFT 仅需要大约

105 s。相较于直接计算 DFT,运算时间缩短至约十万分之一。

　　在使用 FFT 解决实际问题时,还有两点需要注意。首先,可以观察到,数据序列 $x(n)$ 在输入蝶形图时并不是按照从 0 到 $N-1$ 的顺序。这种乱序输入是有一定规律的,其产生的原因是把数据分解为了奇序列和偶序列。如表 7.2 所示,如果把下标表示为二进制,则输入顺序可以通过逆向读取二进制数来得到。我们观察 $N=8$ 时的情况,数据输入的顺序是 $x(0)$,$x(4)$,$x(2)$,$x(6)$,$x(1)$,$x(5)$,$x(3)$,$x(7)$。 以 $x(6)$ 为例,6 用二进制表示为 110,逆序读取的结果为 011,重新用十进制表示为 3,因此 $x(6)$ 是第三个输入的。

表 7.2　数据输入顺序表

序　号	二进制	翻转二进制	翻转后的序号
0	000	000	0
1	001	100	4
2	010	010	2
3	011	110	6
4	100	001	1
5	101	101	5
6	110	011	3
7	111	111	7

　　其次,一对复数 (a,b) 在经过蝶形运算后,就无须再参与下一层级的计算。因此可以释放复数对 (a,b) 原本占用的空间,转而用于存储蝶形运算的结果 (A,B)。这种存储数据的方式称为原位存储,可以极大节约计算机内存,在处理医学影像等大规模数据时,具有重要意义。

7.3　按频率抽取的快速傅里叶算法

　　另一种经典的 FFT 算法是按频率抽取的基 2 FFT 算法,也是基于分而治之的方法得到的。为了方便后续的计算,我们首先将 DFT 原始公式分解为两个部分，分别为前 $N/2$ 点的求和以及后 $N/2$ 点的求和：

$$
\begin{aligned}
X(k) &= \sum_{n=0}^{(N/2)-1} x(n)W_N^{kn} + \sum_{n=N/2}^{N-1} x(n)W_N^{kn}\\
&= \sum_{n=0}^{(N/2)-1} x(n)W_N^{kn} + W_N^{Nk/2}\sum_{n=0}^{(N/2)-1} x\left(n+\frac{N}{2}\right)W_N^{kn}
\end{aligned}
\tag{7-34}
$$

因为 $W_N^{kN/2}=W_2^k=(-1)^k$，所以式(7-34)可以进一步简化为

$$
X(k) = \sum_{n=0}^{(N/2)-1}\left[x(n)+(-1)^k x\left(n+\frac{N}{2}\right)\right]W_N^{kn} \tag{7-35}
$$

现在我们按频率抽取，将 $X(k)$ 分解为奇序列和偶序列，用公式表示如下：

$$
X(2k) = \sum_{n=0}^{(N/2)-1}\left[x(n)+x\left(n+\frac{N}{2}\right)\right]W_{N/2}^{kn}, \quad k=0,1,\cdots,\frac{N}{2}-1 \tag{7-36}
$$

$$
X(2k+1) = \sum_{n=0}^{(N/2)-1}\left\{\left[x(n)-x\left(n+\frac{N}{2}\right)\right]W_N^n\right\}W_{N/2}^{kn}, \quad k=0,1,\cdots,\frac{N}{2}-1 \tag{7-37}
$$

如果我们定义两个长度为 $N/2$ 的序列 $g_1(n)$ 和 $g_2(n)$：

$$
g_1(n)=x(n)+x\left(n+\frac{N}{2}\right), \quad n=0,1,\cdots,\frac{N}{2}-1 \tag{7-38}
$$

$$
g_2(n)=\left[x(n)-x\left(n+\frac{N}{2}\right)\right]W_N^n, \quad n=0,1,\cdots,\frac{N}{2}-1 \tag{7-39}
$$

则有

$$
X(2k) = \sum_{n=0}^{(N/2)-1} g_1(n)W_{N/2}^{kn} \tag{7-40}
$$

$$
X(2k+1) = \sum_{n=0}^{(N/2)-1} g_2(n)W_{N/2}^{kn} \tag{7-41}
$$

在上述的分解过程中，首先将原始的数据顺序排列，并进行 $N/2$ 次蝶形运算，得到两组中间数据 $g_1(n)$ 和 $g_2(n)$。再分别对 $g_1(n)$ 和 $g_2(n)$ 进行

$N/2$ 点 DFT 计算,得到乱序排列的结果。通过不断重复类似的分解过程,可以进一步缩短 DFT 的长度,最终得到长度为 1 的序列,即 $X(k)$ 中的结果。以 $N=8$ 为例,按频率抽取的基 2 FFT 算法的计算流程如图 7.3 所示。

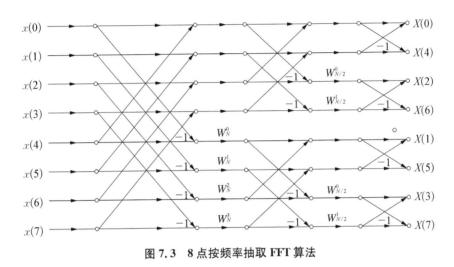

图 7.3　8 点按频率抽取 FFT 算法

通过观察发现,按频率抽取方法的蝶形图与按时间抽取具有相似性,近似为对称关系。因此,两者具有相同的计算复杂度,按频率抽取的方法也需要 $(N/2)\log_2 N$ 次复数乘法以及 $N\log_2 N$ 次复数加法。

7.4　小结

本章主要分析了如何更加有效地计算 DFT,并介绍了两种经典的 FFT 算法。与直接计算 DFT 相比,FFT 并不是一种新的变换,而是利用相位因子的对称性与周期性降低计算复杂度的技术。基于分而治之的方法,FFT 将 DFT 的计算分解为多个子问题,通过蝶形运算将计算的复杂度由 $O(N^2)$ 降至 $O(N\log_2 N)$,提高了 DFT 的实用价值。

FFT 在生物医学图像处理中有广泛的应用。通过将图像信号转换到频域,可以揭示出图像中的频率特征,从而提供了许多有用的信息。其中,FFT 对磁共振图像重建及快速成像具有重要意义。通过对 K 空间数据进行逆 FFT 变换,可以得到信号强度的空间分布,是目前主流的磁共振图像重建方式。FFT 的高效计算性质使得快速成像成为可能,提高了成像速度和效率。

习题

1. 分别利用正文提到的按时间抽取和按频率抽取的 FFT 算法计算如下序列的 8 点 DFT,并画出蝶形图。

$$x(n) = \begin{cases} 1, & 0 \leqslant n \leqslant 7 \\ 0, & \text{其他} \end{cases}$$

2. 分别利用原位基 2 按时间抽取和基 2 按频率抽取算法,计算如下列的 8 点 DFT,并画出蝶形图。

$$x(n) = \left\{ \frac{1}{2}, \frac{1}{2}, \frac{1}{2}, \frac{1}{2}, 0, 0, 0, 0 \right\}$$

3. 对长度为 16 的序列 $x(n)$ 进行 DFT 计算,那么需要_____次复数乘法,_____次复数加法;如果按时间抽取基 2 FFT 运算,那么需要_____次复数乘法,_____次复数加法。

第 *8* 章

数字滤波器的设计

基于前面章节学习的知识,本章我们将探讨数字滤波器的设计。本章将介绍有限冲激响应滤波器(finite impulse response,FIR)和无限冲激响应滤波器(infinite impulse response,IIR),并分别简单介绍其软硬件实现方法。

数字滤波器设计,就是基于频域中期望的幅度和相位响应指标来设计实际的滤波器的过程。我们通过尽量逼近期望的频率响应,来确定因果性 FIR 和 IIR 滤波器的系数。当然,具体选择什么种类的滤波器也需要根据指定的性能指标来确定。

实际应用中,FIR 滤波器一般用于要求通带内具有线性相位的滤波器设计。当没有线性相位要求时,FIR 和 IIR 滤波器都可以使用。一般来说,参数个数相同时,IIR 滤波器比 FIR 滤波器在阻带中的旁瓣更低。因此,当不要求线性相位(或容忍小的相位失真)时,IIR 滤波器是更好的选择,因为其实现涉及更少的参数,因此要求更少的存储量和更低的计算复杂度。

8.1   数字滤波器

回顾在前面章节已经初步了解的滤波的概念,简单来说,滤波就是对输入信号进行处理,保留感兴趣的成分而剔除不感兴趣的成分的操作。本章将要讨论的数字滤波器的功能就是对输入的离散信号进行运算处理,以达到改变信号频谱的目的。

一个简单的低通滤波器如图 8.1 所示,输入信号 $x(n)$ 通过系统 $h(n)$ 后,输出 $y(n)$ 中不再含有 $|\omega| > \omega_c$ 的频率成分,而使 $|\omega| < \omega_c$ 的成分不失真地通过。

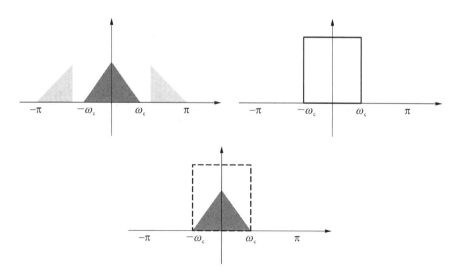

图 8.1　简单的低通滤波器

　　数字滤波器在生物医学工程领域有广泛的应用。在图像处理任务中,常用到不同种类的滤波器对原始图像进行滤波,以达到去除噪声或对感兴趣的区域进行图像增强的目的。例如,如图 8.2 所示的 $10\ \mu m$ 小鼠 MRI 脑影像,在对原始图像进行滤波后,高频噪声得到有效的去除,从而图像质量得到了提升,有利于进一步的图像分析处理。

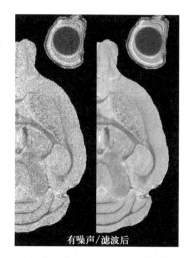

有噪声/滤波后

图 8.2　$10\ \mu m$ 小鼠 MRI 脑影像

8.2　数字滤波器结构的表示方法

8.2.1　数字滤波器的数学描述

　　数字滤波器本质上作为一个线性时不变系统,其系统函数基于前面学习的知识有多种描述方法,如:

　　(1)线性常系数差分方程表示法:

$$y(n) = \sum_{k=0}^{M} b_k x(n-k) + \sum_{k=1}^{N} a_k y(n-k) \qquad (8-1)$$

　　(2)基于 Z 变换的系统函数描述法:

$$H(z) = \frac{Y(z)}{X(z)} = \frac{\sum\limits_{k=0}^{M} b_k z^{-k}}{1 - \sum\limits_{k=1}^{N} a_k z^{-k}} \qquad (8-2)$$

（3）基于频率响应的描述方法：

$$H(\omega) = \frac{Y(\omega)}{X(\omega)} = \frac{\sum\limits_{k=0}^{M} b_k \mathrm{e}^{-j\omega k}}{1 - \sum\limits_{k=1}^{N} a_k \mathrm{e}^{-j\omega k}} \qquad (8-3)$$

8.2.2　数字滤波器的分类

数字滤波器根据实现方法，可以分为卷积型数字滤波器和递归型数字滤波器两类。根据单位冲激响应 $h(n)$ 的时间特性进行分类，又可分为无限冲激响应数字滤波器(IIR)和有限冲激响应数字滤波器(FIR)两类。卷积型数字滤波器的一个例子是移动平均滤波器，其系统函数由式(8-4)给出：

$$h(n) = \frac{1}{M} \sum_{j=0}^{M-1} \delta(n+j) \qquad (8-4)$$

不难看出，卷积型数字滤波器是一系列单位冲激函数的延时加和的平均值。而递归型数字滤波器的差分方程表示由式(8-5)给出：

$$y(n) = ay(n-1) + x(n) \qquad (8-5)$$

可以看出，递归型数字滤波器同时使用了输入与该时刻之前的输出来表示当前输出。卷积型数字滤波器的系统冲激响应是有限长的，因此卷积型数字滤波器与有限冲激响应数字滤波器(FIR)是等价的。而递归型数字滤波器的系统冲激响应是无限长的，因此递归型数字滤波器与无限冲激响应数字滤波器(IIR)是等价的。

对于 FIR，系统函数由式(8-6)给出：

$$H(z) = \sum_{k=0}^{M} b_k z^{-k} \qquad (8-6)$$

易知这样的系统具有零点，而所有极点都位于 $z=0$ 处。这样的 $h(n)$ 是有限长的序列。

IIR 的系统函数为

$$H(z) = \frac{Y(z)}{X(z)} = \frac{\sum\limits_{k=0}^{M} b_k z^{-k}}{\sum\limits_{k=0}^{N} a_k z^{-k}} \qquad (8-7)$$

易知这样的系统具有零点和非零极点,这样的 $h(n)$ 是无限长的序列。

因此,滤波器的设计任务就是确定滤波器阶数 K 和系数 a_i、b_i,以获得满足特定滤波需求的滤波器系统。

8.2.3　数字滤波器的因果性

考虑一个理想的低通滤波器,

$$H(\omega) = \begin{cases} 1, & |\omega| \leqslant \omega_c \\ 0, & \omega_c < |\omega| < \pi \end{cases} \qquad (8-8)$$

其单位冲激响应为式(8-9),如图 8.3 所示:

$$h(n) = \begin{cases} \dfrac{\omega_c}{\pi}, & n=0 \\ \dfrac{\omega_c}{\pi} \cdot \dfrac{\sin \omega_c n}{\omega_c n}, & n \neq 0 \end{cases} \qquad (8-9)$$

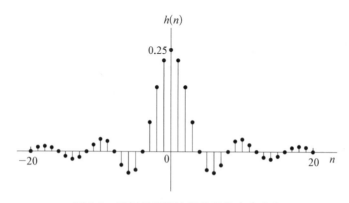

图 8.3　理想低通滤波器的单位冲激响应

显然,理想低通滤波器是非因果性的,因此物理上是不可实现的。可能的解决方案是在 $h(n)$ 中引入一个延迟 n_0,并令 $n < n_0$ 时,$h(n) = 0$。但这样的

系统由于加入了时间延迟,从而不再具有理想的频率响应特性。

8.2.4　非理想数字滤波器的性能参数特性

上一节我们提到,理想的数字滤波器是不可能在物理上实现的。然而,大多数实际应用中,理想滤波器的频率响应特性不是必需的。如果放松这些条件,则可以使用因果滤波器逼近理想滤波器。一般来说,在滤波器的通带范围内,少量波纹是允许的;在阻带范围内,少量非零值或小的波纹也是允许的。通带、阻带和波纹如图 8.4 所示。

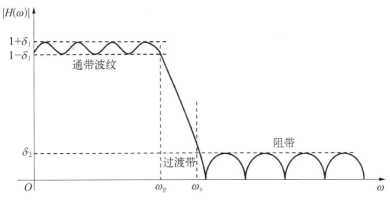

图 8.4　非理想数字滤波器的幅频特性

通常,截止频率 ω_p 定义为通带边缘,频率 ω_s 表示阻带的起点,过渡带宽为 $\omega_s - \omega_p$,通带宽度称为滤波器的带宽。通带内的波纹用 δ_1 表示其值,即幅度 $|H(\omega)|$ 在范围 $1 \pm \delta_1$ 之间变化;而阻带内的波纹用 δ_2 表示。

对于比较大的动态范围,一般使用对数尺度来表示 $H(\omega)$。以对数尺度表示,通带内波纹为 $20\lg(\delta_1)$dB (注意:表 8.1 中的通带波纹定义与此式不同),而阻带内波纹为 $20\lg(\delta_2)$dB。在实际滤波器设计过程中,基于对这些指标的要求,可以设计逼近理想滤波器的非理想滤波器。

8.3　FIR 滤波器设计

8.3.1　窗函数法

仍以理想低通滤波器为例。理想低通滤波器的单位冲激响应 $h(n)$ 已由式(8-9)给出，显然这是一个无限长的序列，物理上不可实现。一个简单的想法是将时域序列截断，以得到有限长的序列。在时域对 $h(n)$ 进行截断的操作由在时域序列上乘以一个窗函数来完成。

以矩形窗为例。长度为 $2M+1$ 的矩形窗的单位冲激响应由式(8-10)给出：

$$w(n) = \begin{cases} 1, & -M \leqslant n \leqslant M \\ 0, & \text{其他} \end{cases} \tag{8-10}$$

可以看到，矩形窗即为时域上的一个矩形的"窗口"，将其与理想滤波器的时域序列相乘，从而仅保留窗内的滤波器系数而舍弃窗外的滤波器系数，实现对无限长序列的截断。矩形窗的傅里叶变换为

$$W(\omega) = \sum_{n=-M}^{M} e^{-j\omega n} = \frac{\sin\left(\dfrac{\omega M}{2}\right)}{\sin\left(\dfrac{\omega}{2}\right)} \tag{8-11}$$

因此，截断的 FIR 滤波器的频率响应可由 $h(n)$ 的傅里叶变换 $H_d(\omega)$ 与 $W(\omega)$ 卷积得到，

$$H(\omega) = \frac{1}{2\pi}\int_{-\pi}^{\pi} H_d(v)W(\omega-v)\,\mathrm{d}v \tag{8-12}$$

图 8.5 是矩形窗截断无限长序列的一个示例。

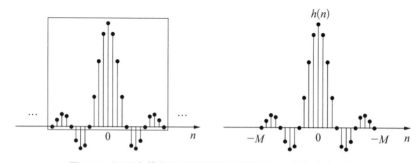

图 8.5　矩形窗截断理想低通滤波器的单位冲激响应示例

截断后的理想低通滤波器的频域如图 8.6 所示。可以发现，由于截断效应，滤波器的频率响应特性明显劣于理想滤波器，出现了纹波。然而，正如之

前论述的,完全理想的滤波器的频率响应特性不是绝对必需的。只要截断后的滤波器的频率响应特性 $H(\omega)$ 满足实际设计要求的性能指标即可。进一步地,我们可以将得到的滤波器进行时移,从而得到因果性的,即物理可以实现的低通滤波器。

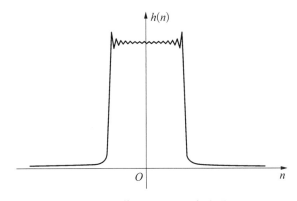

图 8.6　截断后的低通滤波器

总结一下,我们可以得到如下的基于窗函数法设计 FIR 滤波器的流程:

(1) 根据滤波器指标 ω_{c}、$\Delta\omega$、通带波纹、阻带衰减等实际设计要求的性能指标选定窗函数 $w(n)$,并确定窗函数长度 $N(N=2M+1)$。

(2) 使用傅里叶变换,对想要实现的理想滤波器求系数 $h_{\mathrm{d}}(n)$。

(3) 将理想滤波器系数和窗函数相乘,$h(n)=h_{\mathrm{d}}(n)\cdot w(n)$。

(4) 将截断后的滤波器 $h(n)$ 向右时移 M 点,使滤波器变成物理可实现的因果系统。

下面我们首先看一个使用矩形窗的实例。

例 8.1　使用窗函数法设计 3 阶低通数字 FIR 滤波器。使用矩形窗,要求截止频率 $f_{\mathrm{c}}=800\,\mathrm{Hz}$,抽样频率为 $f_{\mathrm{s}}=8\,000\,\mathrm{Hz}$。 计算系统函数 $H(z)$ 和其幅度 $|H(\omega)|$ 与相位频谱 $\angle H(\omega)$。

解:
$$\omega_{\mathrm{c}}=2\pi f_{\mathrm{c}}T_{\mathrm{s}}=0.2\pi\mathrm{rad}$$
$$2M+1=3\quad M=1$$

由式(8-9),可求得理想滤波器的参数:
$$h(-1)=h(1)=0.187,\quad h(0)=0.2$$

与 3 点矩形窗相乘,最后得到的非因果 FIR 低通滤波器为

$$H(z) = 0.187z^{-1} + 0.2 + 0.187z$$

进而对其做 $M = 1$ 的时移,得到最终结果:

$$H(z) = 0.187 + 0.2z^{-1} + 0.187z^{-2}$$

$$H(\omega) = H(z)\big|_{z=e^{j\omega}} = 0.187 + 0.2e^{-j\omega} + 0.187e^{-2j\omega}$$

$$\mid H(\omega) \mid = \mid 0.2 + 0.374\,2\cos(\omega) \mid$$

$$\angle H(\omega) = \begin{cases} -\omega, & 0.2 + 0.374\,2\cos(\omega) \geqslant 0 \\ -\omega + \pi, & 0.2 + 0.374\,2\cos(\omega) < 0 \end{cases}$$

可以观察到,由于参数的对称性,FIR 滤波器具有线性相位。线性相位的特点:当一个单一频率的正弦信号通过一个系统,假设它通过这个系统的时间为 t,则这个信号的输出相位落后原来信号 ωt 的相位。在实际系统中,一个输入信号可以由傅里叶变换分解为多个正弦信号的叠加。为使输出信号不产生相位失真,必须要求所有的正弦信号通过系统的时间是一样的。因此,不同频率的正弦信号落后的相位正比于其频率。从系统频率响应来看,这就要求系统的相位特性是一条直线。

如前所述,如果单位冲激响应 $h(n)$(实数)具有对称性,那么 FIR 数字滤波器就具有线性相位特性。相对于 FIR 滤波器,在下一节将要讨论的 IIR 滤波器虽然实现简单,但不具有线性相位特性。

图 8.7 为阶数分别为 3 和 17 的矩形窗函数的幅频和相位响应。可以观察到,窗函数的长度 M 会影响滤波器的截止频率。这是因为主瓣宽度由矩形窗函数的傅里叶变换 $W(\omega)$[式(8 - 11)]的第一个零点完全决定,即 $4\pi/M$。因此,随着 M 增大,主瓣会随之变窄,同时旁瓣的数量增加,高度变高。实际上,每个旁瓣下的面积不会随着 M 的变化而改变。但需要注意,图 8.7 的 $W(\omega)$ 已使用 M 归一化,归一化的旁瓣峰值不会随 M 增大而改变,因此上述效应不明显。而相位响应图显示了线性相位的特性。

除低通滤波器外,我们给出高通、带通、带阻滤波器的原型滤波器,以便于各种实际滤波器的设计。

低通滤波器:

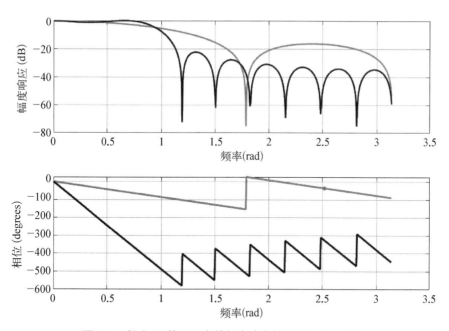

图 8.7 长为 M 的矩形窗的频率响应的幅度和相位特性

$$h(n) = \begin{cases} \dfrac{\omega_c}{\pi}, & n = 0 \\[3mm] \dfrac{\sin \omega_c n}{n \pi}, & n \neq 0 \end{cases}, \quad -M \leqslant n \leqslant M \qquad (8\text{-}13)$$

高通滤波器:

$$h(n) = \begin{cases} \dfrac{\pi - \omega_c}{\pi}, & n = 0 \\[3mm] -\dfrac{\sin \omega_c n}{n \pi}, & n \neq 0 \end{cases}, \quad -M \leqslant n \leqslant M \qquad (8\text{-}14)$$

带通滤波器:

$$h(n) = \begin{cases} \dfrac{\omega_H - \omega_L}{\pi}, & n = 0 \\[3mm] \dfrac{\sin \omega_H n}{n \pi} - \dfrac{\sin \omega_L n}{n \pi}, & n \neq 0 \end{cases}, \quad -M \leqslant n \leqslant M \qquad (8\text{-}15)$$

带阻滤波器:

$$h(n) = \begin{cases} \dfrac{\pi - (\omega_H - \omega_L)}{\pi}, & n = 0 \\[3mm] -\dfrac{\sin \omega_H n}{n\pi} + \dfrac{\sin \omega_L n}{n\pi}, & n \neq 0 \end{cases}, \quad -M \leqslant n \leqslant M \quad (8-16)$$

这里列出常用的窗函数(见表 8.1、图 8.8)。其中,窗的长度 $N = 2M + 1$。我们需要根据实际设计的需求来选择合适的窗函数进行滤波器设计。图 8.9 给出了四种窗的频域特性。

表 8.1　常用窗函数表

窗函数	时域序列	过渡带宽 $\Delta\omega/\text{rad}$	通带波纹 /dB	阻带衰减 /dB
矩形窗	1	$1 \times (2\pi/N)$	-0.7416	-21
汉宁窗	$0.5 + 0.5\cos\left(\dfrac{\pi n}{M}\right)$	$3.1 \times (2\pi/N)$	-0.0546	-44
汉明窗	$0.54 + 0.46\cos\left(\dfrac{\pi n}{M}\right)$	$3.3 \times (2\pi/N)$	-0.0194	-53
布莱克曼窗	$0.42 + 0.5\cos\left(\dfrac{\pi n}{M}\right) + 0.08\cos\left(\dfrac{2\pi n}{M}\right)$	$5.5 \times (2\pi/N)$	-0.0017	-74

注:此表通带波纹定义为 $20\lg(1 - \delta_1)$。

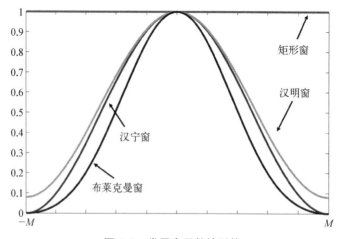

图 8.8　常用窗函数的形状

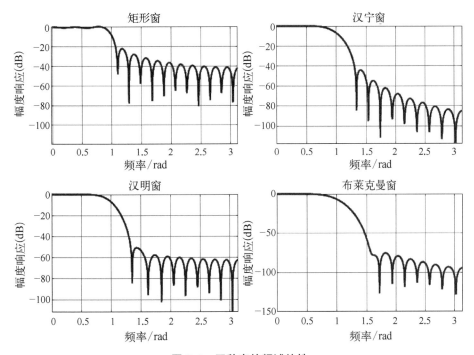

图 8.9　四种窗的频域特性

更大的主瓣宽度所产生的平滑效应会让滤波器的过渡区更宽。因此,理想滤波器希望具有更小的主瓣宽度。由于主瓣宽度 Δ 与窗长度 N 的乘积为常数,因此窗长度越长,主瓣宽度越小。一般来说,可以简单地增大窗长来减小主瓣宽度。

理想滤波器同时也希望有更小的旁瓣幅度,否则较大的旁瓣幅度会导致在 FIR 滤波器出现更强的振铃效应,相应地使滤波器的旁瓣变大。滤波器频带附近的振铃现象称为吉布斯现象,一般我们期望使用幅度呈锥形下降,渐趋于 0 的窗函数以抑制吉布斯效应,而不选择幅度陡变的矩形窗。注意:旁瓣幅度取决于窗的类型,与 N 无关。

一般来说,如果改变窗函数使旁瓣幅度减小,通常会使主瓣宽度增加。相对于矩形窗,一般来说其他窗有更低的旁瓣,但有更宽的主瓣宽度。设计滤波器时,需要结合具体的设计要求来选择使用哪种窗函数。

例 8.2　利用窗函数法设计一低通数字 FIR 滤波器,技术指标:通带 0～1 850 Hz,阻带 2 150～4 000 Hz,通带波纹 −1 dB,阻带衰减 −20 dB,抽样频率 8 000 Hz,请计算滤波器的长度和截止频率 ω_c。

解：矩形窗具有通带波纹 -0.7416 dB，阻带衰减 -21 dB，可满足该设计要求，故可以选择矩形窗。

过渡带宽：

$$\Delta\omega=\omega_{st}-\omega_{p}=2\pi f_{st}T_{s}-2\pi f_{p}T_{s}=\frac{2\pi(f_{st}-f_{p})}{f_{s}}$$

$$=2\pi(2\ 150-1\ 850)/8\ 000=2\pi\cdot 0.037\ 5\ \text{rad}$$

由于 $\Delta\omega=1\cdot(2\pi/N)$，则滤波器的长度：

$$N=1\cdot(2\pi/\Delta\omega)=27$$

截止频率：

$$\omega_{c}=2\pi\cdot(2\ 150+1\ 850)/2/f_{s}(\text{rad})=0.5\pi\ \text{rad}$$

8.3.2　频率采样法

频率采样法的基本思想是使设计的 FIR 滤波器的频率响应 $H(\omega)$ 在 N 个取样点上与所给定数字滤波器的频率响应 $H_{d}(\omega)$ 相等（仅要求幅度频谱相等），从而实现对理想滤波器的模拟。通过对模拟滤波器的采样，即可得到设计的滤波器 $H(\omega)$ 的幅频特性 $|H(\omega)|$。因此只需要进一步确定 $H(\omega)$ 的相位 $\angle H(\omega)$，即可通过 iDFT 求出时域序列 $h(n)$。

一般来说，我们默认要设计的滤波器具有线性相位。在窗函数法中，我们简单介绍了线性相位特性是由于滤波器系数的对称性产生的。这里我们对系数的对称性进行进一步的说明。

对于一个长度为 N 的 FIR 滤波器 $h(n)$，满足线性相位的条件：

$$h(n)=\pm h(N-1-n),\quad 0\leqslant n\leqslant N-1 \tag{8-17}$$

无论 N 是奇数还是偶数，只要满足该条件的滤波器都具有线性相位特性。

当 $h(n)=h(N-1-n)$ 时，有

$$H(\omega)=|H(\omega)|\text{e}^{-\text{j}\varphi(\omega)}=|H(\omega)|\text{e}^{-\text{j}\omega\frac{N-1}{2}} \tag{8-18}$$

当 $h(n)=-h(N-1-n)$ 时，有

$$H(\omega) = |H(\omega)| \, \mathrm{e}^{-\mathrm{j}\varphi(\omega)} = |H(\omega)| \, \mathrm{e}^{-\mathrm{j}\left(\omega\frac{N-1}{2}+\frac{\pi}{2}\right)} \qquad (8-19)$$

基于式(8-17)的四种对称关系,我们总结四种类型的滤波器如表 8.2 所示。

表 8.2　四种线性相位滤波器

由表 8.2 中四种线性相位滤波器的幅频特性图可以观察到,Ⅰ型滤波器可以用于设计低通、高通、带通、带阻四种滤波器;Ⅱ型只能用于低通和带通滤波器设计;Ⅲ型只能用于带通滤波器设计;Ⅳ型只能用于高通和带通滤波器设计。因此,在实际滤波器设计中,需要根据所设计的是哪种滤波器来选择使用四种类型中的哪一种。

使用频率抽样法设计线性相位滤波器的步骤如下：

（1）频域抽样：$\omega = \dfrac{2\pi}{N}k$；

（2）根据表 8.2 的滤波器特性，确定 $\varphi(\omega) = -\left(\omega \dfrac{N-1}{2} + \beta\right)$，$\beta = 0$ 或 $\pi/2$；

（3）对模拟滤波器采样，得到 $|H_d(\omega)|$；

（4）$H_d(\omega) = |H_d(\omega)| \mathrm{e}^{\mathrm{j}\varphi(\omega)}$；

（5）$H(k) = H_d(\omega)\Big|_{\omega = \frac{2\pi}{N}k}$，$\quad k = 0, 1, \cdots, N-1$；

（6）对上述求得的频域 $H(k)$ 做 N 点的 iDFT，求出 $h(n)$。

例 8.3　使用频率抽样法设计截止频率为 $\omega_c = 3\pi/4$ 的 FIR 低通滤波器 $H_d(\omega)$，其具有线性相位，抽样间隔为 $\pi/2$。

解：

频域抽样：

$$\frac{\pi}{2} = \frac{2\pi}{N}, \quad N = 4$$

由于 4 为偶数，且设计的是低通滤波器，故确定使用的是 Ⅱ 型，即偶数点数、时域序列均为正，此时有

$$\varphi(\omega) = -\frac{N-1}{2}\omega = -\frac{3}{2}\omega$$

考虑截止频率为 $3\pi/4$ 的低通滤波器，对其采样可得

$$|H_d(0)| = |H_d(1)| = |H_d(3)| = 1, \ |H_d(2)| = 0$$

因此，有

$$H_d(k) = |H_d(\omega)| \mathrm{e}^{\mathrm{j}\varphi(\omega)} = \mathrm{e}^{-\frac{3}{2}\mathrm{j}\omega} |H_d(\omega)|\Big|_{\omega = \frac{2\pi k}{4}} = [1, \ \mathrm{e}^{-\mathrm{j}\frac{3}{2}\cdot\frac{2\pi}{4}\cdot 1}, \ 0, \ \mathrm{e}^{-\mathrm{j}\frac{3}{2}\cdot\frac{2\pi}{4}\cdot 3}]$$

最后，由上述序列使用 iDFT 求出时域单位脉冲序列：

$$h(n) = \mathrm{iDFT}(H_d(k)) = \frac{1}{4}\left[1 + 2\cos\left(n - \frac{3}{2}\right)\right]$$

频率抽样法具有一些缺陷,比如增加滤波器的点数 N 不能有效降低阻带波纹,提高阻带衰减,这是因为通带到阻带采样的样本点发生了 0 到 1 的跳变。因此,可以在过渡带 0 到 1 的跳变中设置过渡点来避免这种缺陷。

比较前面学习的窗函数法和频率抽样法,频率抽样法的优点是,当 $H_d(\omega)$ 不具有具体的数学表达式时,直接频域出发设计比较方便;在通带和阻带之间增加一个采样点,阻带的最小衰减可以提高(衰减得更多)。相对而言,窗函数法的过渡带和阻带衰减受制于窗函数的形状和长度,达到设计要求的性能指标有一定困难。而频率抽样法的缺点是抽样频率只能为 $2\pi/N$ 的整数倍,因而不能确保截止频率 ω_c 的自由取值。要实现自由选择频率,必须增加抽样点数 M,但这会导致计算量加大,从而让滤波器实现的成本增加。

8.3.3 等波纹法

窗函数法和频率抽样法设计滤波器共同的缺点是,滤波器通带和阻带波纹 $\delta_1 \approx \delta_2$,无法人为设定使两者不同;另外这两种方法也不能严格控制通带截止频率 ω_p 和阻带截止频率 ω_s。 等波纹法可以对上述两个缺点进行有效改善,实现分别对通带和阻带波纹的自由控制和对通带截止频率 ω_p 和阻带截止频率 ω_s 的严格控制。

等波纹法进行滤波器设计的原理是 Chebyshev 逼近准则和 Remez 交换算法。在 MATLAB 中,等波纹法设计滤波器的步骤如下:

(1) 确定滤波器参数 N、ω_p、ω_{st}、δ_1、δ_2;

(2) 计算边缘频率及其对应的理想幅度数值;

(3) 计算比值 $\delta_1/\delta_2 = W_s/W_p$;

(4) 使用 Remez 算法求解系数;

(5) 若不满足滤波器设计需求,则增加滤波器长度 N,重复步骤(1)~(4)。

例 8.4 利用等波纹方法设计线性相位 FIR 数字滤波器,通带 0~800 Hz,阻带 1 000~4 000 Hz,通带波纹 -1 dB,阻带波纹 -40 dB,抽样频率 f_s 8 000 Hz,滤波器阶数为 53。

解: 归一化角频率 $\omega = 2\pi f T_s$:

0 Hz, $\omega = 2\pi \cdot 0/8\,000 = 0$, magnitude:1

800 Hz, $\omega = 2\pi \cdot 800/8\,000 = 0.2$, magnitude:1

1 000 Hz，$\omega = 2\pi \cdot 1\,000/8\,000 = 0.25\pi$，magnitude：0

4 000 Hz，$\omega = 2\pi \cdot 4\,000/8\,000 = 1\pi$，magnitude：0

求加权：

$$20\log(1-\delta_1) = -1 \text{ dB}, \quad \delta_1 = 1 - 10^{-1/20} = 0.122\,0$$

$$20\log(\delta_2) = -40 \text{ dB}, \quad \delta_2 = 0.01$$

因此，$\delta_1/\delta_2 = W_s/W_p = 12$。

下面给出 MATLAB 代码实例。

```
clear; close all
% Parks- McClellan
fs= 8000;
f= [ 0 0.2 0.25 1]; % Edge frequencies
m= [ 1 1 0 0] ; % Ideal magnitudes
w= [ 1 12 ]; % Error weight factors
b= remez(53, f, m, w); % (Parks- McClellan algorithm and Remez
exchange)
[h, f] = freqz(b, 1, 512, fs); % Plot the frequency response

phi= 180* unwrap(angle(h))/pi;
subplot(2,1,1);
plot(f, 20* log10(abs(h)), 'linewidth', 2); grid
xlabel(' Frequency (Hz ) '); ylabel (' Magnitude Response
(dB)');
subplot(2,1,2);
plot(f, phi, 'linewidth', 2); grid
xlabel('Frequency (Hz)'); ylabel('Phase (degrees)');
clear; close all
% Parks- McClellan
fs= 8000;
f= [ 0 0.2 0.25 1]; % Edge frequencies
m= [ 1 1 0 0]; % Ideal magnitudes
```

```
w= [ 1 12 ]; % Error weight factors
b= remez(53,f,m,w); % (Parks- McClellan algorithm and Remez
exchange
[h,f] = freqz(b,1,512,fs); % Plot the frequency response
phi= 180* unwrap(angle(h))/pi;
subplot(2,1,1);
plot(f,20* log10(abs(h)),'linewidth',2);grid
xlabel(' Frequency (Hz) '); ylabel ('Magnitude Response
(dB)');
subplot(2,1,2);
plot(f,phi,'linewidth',2);grid
xlabel('Frequency (Hz)'); ylabel('Phase (degrees)');
```

低波纹法设计的低通滤波器的响应特性如图 8.10 所示。

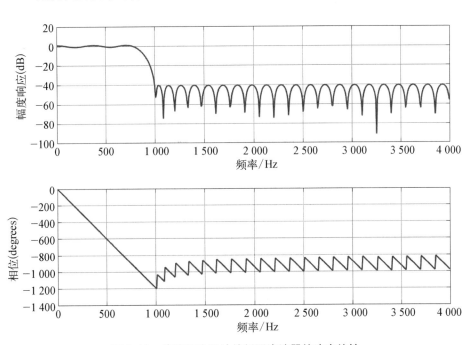

图 8.10　等波纹法设计的低通滤波器的响应特性

图 8.11 给出汉宁窗设计的低通滤波器和等波纹法设计的低通滤波器的幅频响应特性对比。

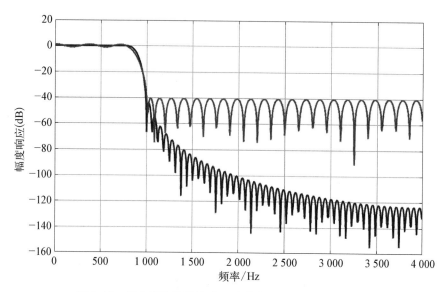

图 8.11   汉宁窗和等波纹法设计的滤波器的幅频响应特性

8.3.4   FIR 滤波器的直接型实现

FIR 滤波器的直接型实现可以由非递归差分方程(8-20)得到：

$$y(n) = \sum_{k=0}^{M} b_k x(n-k)$$ (8-20)

也可以由式(8-21)的卷积和形式得到：

$$y(n) = \sum_{k=0}^{M} h(k) x(n-k)$$ (8-21)

直接型实现结构如图 8.12 所示。

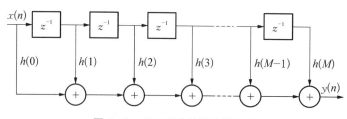

图 8.12   FIR 系统的直接型实现

该结构需要 $M-1$ 个存储空间来存放 $M-1$ 个输入，每个输出需要 M 次乘法和 $M-1$ 次加法。直接型实现又称为横向或抽头延迟线滤波器。

当 FIR 系统具有线性相位时,单位冲激响应函数服从式(8-17)给出的对称条件 $h(n)=\pm h(M-1-n)$。对这样的系统,乘法从 M 次减少为 $M/2$ 次或 $(M-1)/2$ 次。图 8.13 给出了 M 为奇数时,利用线性相位的对称性得到的结构。

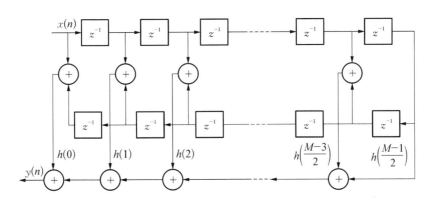

图 8.13　线性相位 FIR 系统(M 为奇数)的直接型实现

8.4　IIR 滤波器设计

由于模拟滤波器研究较早,理论成熟,因此本章介绍的数字 IIR 滤波器设计的方法均基于将模拟滤波器转换到数字滤波器的思路。模拟滤波器的系统函数由式(8-22)给出:

$$H_a(s)=\frac{B(s)}{A(s)}=\frac{\displaystyle\sum_{k=0}^{M}\beta_k s^k}{\displaystyle\sum_{k=0}^{N}\alpha_k s^k} \tag{8-22}$$

其中,$\{\alpha_k\}$ 和 $\{\beta_k\}$ 是滤波器系数。模拟滤波器也可以由冲激响应来描述,其与系统函数 $H_a(s)$ 由拉普拉斯变换联系在一起:

$$H_a(s)=\int_{-\infty}^{\infty}h(t)\mathrm{e}^{-st}\,\mathrm{d}t \tag{8-23}$$

也可以通过线性常系数微分方程描述为

$$\sum_{k=0}^{N}\alpha_k\frac{\mathrm{d}^k y(t)}{\mathrm{d}t^k}=\sum_{k=0}^{M}\beta_k\frac{\mathrm{d}^k x(t)}{\mathrm{d}t^k} \tag{8-24}$$

其中,$x(t)$ 为滤波器输入,$y(t)$ 为滤波器输出。

因此,基于模拟滤波器的数字 IIR 滤波器的设计即为将模拟滤波器的 $H(s)$ 转换为数字域的 $H(z)$。 我们知道,系统函数为 $H(s)$ 的线性时不变系统,若其所有极点都位于 s 平面的左半平面,那么该系统就是稳定的。因此,若 s 平面向 z 平面的转换有效,则其具有下述的性质:

(1) s 平面的 $j\Omega$ 轴映射为 z 平面的单位圆,因此,两个域中的两个频率变量之间将存在直接映射关系。

(2) s 平面的左半平面应映射到 z 平面的单位圆内,因此,稳定的模拟系统将转换为稳定的数字滤波器。

8.4.1　冲激响应不变法

冲激响应不变法的基本思想就是让数字滤波器的单位冲激响应 $h(n)$ 模仿模拟滤波器的 $h_a(t)$,即对 $h_a(t)$ 进行等间隔抽样,抽样值即为 $h(n)$。 换言之,我们要做的就是

$$h(n) = h_a(t) \big|_{t=nT} = h_a(nT) \tag{8-25}$$

对于 s 域的已知模拟滤波器,设计步骤如下:

(1) 已知要模仿的模拟滤波器 $H_a(s)$,使用部分分式法展开得 $H_a(s) = \sum_{k=1}^{N} \dfrac{A_k}{s - s_k}$;

(2) 拉普拉斯逆变换求 $h_a(t) = L^{-1}[H_a(s)] = \sum_{k=1}^{N} A_k e^{s_k t} u(t)$;

(3) 采样,即 $h(n) = h_a(t) \big|_{t=nT} = h_a(nT) = \sum_{k=1}^{N} A_k e^{s_k nT} u(n) = \sum_{k=1}^{N} A_k (e^{s_k T})^n u(n)$;

(4) 对 $h(n)$ 做 Z 变换,得到 $H(z) = \sum_{n=-\infty}^{\infty} h(n) z^{-n} = \sum_{n=0}^{\infty} \sum_{k=1}^{N} A_k (e^{s_k T} z^{-1})^n = \sum_{n=0}^{\infty} A_k \sum_{k=1}^{N} (e^{s_k T} z^{-1})^n = \sum_{k=1}^{N} \dfrac{A_k}{1 - e^{s_k T} z^{-1}}$。

例 8.5　利用冲激响应不变法,将 $H_a(s) = \dfrac{s+1}{s^2 + 5s + 6}$ 转换成数字滤波器,其中 $T = 0.1\,\mathrm{s}$。

解：首先,将模拟滤波器用部分分式法展开,即 $H_a(s) = \dfrac{s+1}{s^2+5s+6} =$

$\dfrac{2}{s+3} - \dfrac{1}{s+2}$,极点为 $s_1 = -3$, $s_2 = -2$,故 $H(z) = \dfrac{2}{1-\mathrm{e}^{-3T}z^{-1}} - \dfrac{1}{1-\mathrm{e}^{-2T}z^{-1}}$。

冲激响应不变法的思路如上所述是非常简单的。然而,我们是通过对模拟滤波器的时域序列进行采样得到所设计的 IIR 滤波器,因此在频域上可能会发生混叠。对此进行具体的讨论如下。

考虑冲激响应不变法中,s 平面与 z 平面的映射关系(见图 8.14)。式(8-25)可改写为

$$h(t) = h_a(t) \mid_{t=nT} = h_a(t) \sum_{n=-\infty}^{\infty} \delta(t-nT) \qquad (8-26)$$

对该式做拉普拉斯变换得

$$H_s(s) = \int_{-\infty}^{\infty} h_a(t) \sum_{n=-\infty}^{\infty} \delta(t-nT)\mathrm{e}^{-st}\,\mathrm{d}t = \sum_{n=-\infty}^{\infty} h_a(nT)\mathrm{e}^{-snT} \qquad (8-27)$$

与 $h(n)$ 的 Z 变换 $H(z) = \displaystyle\sum_{n=-\infty}^{\infty} h(n)z^{-n}$ 对比,可知 $H(s)$ 和 $H(z)$ 的映射关系为

$$z = \mathrm{e}^{sT} \qquad (8-28)$$

用 $s = \sigma + \mathrm{j}\Omega$ 替换 s,并按极坐标形式将复变量 z 表示为 $z = r\mathrm{e}^{\mathrm{j}\omega}$,则映射关系式变为 $r\mathrm{e}^{\mathrm{j}\omega} = \mathrm{e}^{\sigma T}\mathrm{e}^{\mathrm{j}\Omega T}$。因此有

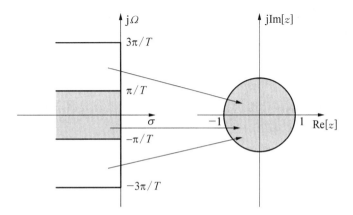

图 8.14　s 平面和 z 平面的多值映射关系

$$r = e^{\sigma T}, \ \omega = \Omega T \qquad\qquad (8-29)$$

若 $\sigma < 0$，则 $r < 1$；若 $\sigma > 0$，则 $r > 1$。因此，s 平面的左半平面映射到 z 平面的单位圆内，而右半平面映射到 z 平面的单位圆外。当 $\sigma = 0$ 时，有 $r = 1$。由于 ω 在 $(-\pi, \pi)$ 上是唯一的，而 Ω 取值范围在 $j\Omega$ 轴上是无限的，因此区间 $\Omega \in [-\pi/T, \pi/T]$ 和 $\Omega \in [-3\pi/T, 3\pi/T]$ 同时映射到 $\omega \in [-\pi, \pi]$，换句话说，从模拟频率 Ω 到数字频率 ω 的映射并非一一映射，而是多对一映射。由于该性质，会形成图 8.15 所示的频率混叠效应。

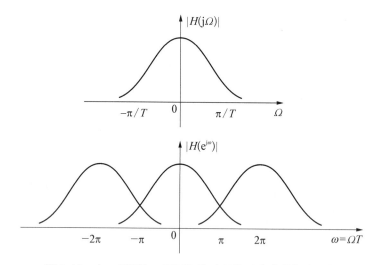

图 8.15　由 s 平面和 z 平面多值映射关系造成的频率混叠

上面介绍的步骤是已知要模仿的模拟滤波器 $H_a(s)$ 的前提下进行的。在我们只给定了需要设计的滤波器的截止频率和性能指标时，首先需要确定希望模仿的模拟滤波器的频率响应。使用冲激响应不变法设计低通滤波器的步骤如下：

（1）使用 $\Omega_c = \omega_c / T$ 将数字频率转换成模拟频率；

（2）基于变换后的模拟频率 Ω_c 和滤波器的衰减，通带波纹 $A_p = 20\lg(1-\delta_1)$，阻带波纹 $A_{st} = 20\lg(\delta_2)$ 等设计指标，设计低通模拟滤波器系统函数 $H_a(s)$；

（3）将 $H_a(s)$ 转换为 $H(z)$，进一步求出 $h(n)$。

现在，对冲激响应不变法的特点和局限性进行简单的总结。冲激响应不变法的频率坐标变换是线性的，且时域特性逼近好。但由于频率混叠效应，当折叠频率 $\Omega_s/2 = \pi/T$，$\Omega > \Omega_s/2$ 时会发生混叠。实际上，高通和带阻滤波器一定不能满足避免频率混叠的要求，因此冲激响应不变法不可以用来设计高通和带阻滤波器。当然,我们可以选择减小采样间隔来尽量避免频率混叠效应,但这会提高滤波器实现成本。

8.4.2　双线性变换法

如上一节所述,冲激响应不变法会出现频域混叠问题,且设计的滤波器类型有局限,只能用于设计低通和带通滤波器。频率混叠的本质原因是 s 平面和 z 平面为多值映射,为避免这个问题,s 平面到 z 平面的映射必须是一一映射。下面介绍的双线性变换法使用的就是这样的映射。

双线性变换法将 s 平面和 z 平面的映射关系定义为

$$s = \frac{2}{T} \cdot \frac{1 - z^{-1}}{1 + z^{-1}}$$

令 $z = r\mathrm{e}^{\mathrm{j}\omega}$,则

$$s = \frac{2}{T} \cdot \frac{r - \mathrm{e}^{-\mathrm{j}\omega}}{r + \mathrm{e}^{-\mathrm{j}\omega}} = \frac{2}{T}\left(\frac{r^2 - 1}{1 + r^2 + 2r\cos\omega} + \mathrm{j}\,\frac{2r\sin\omega}{1 + r^2 + 2r\cos\omega} \right)$$

与 $s = \sigma + \mathrm{j}\Omega$ 进行对比,可得

$$\sigma = \frac{2}{T} \frac{r^2 - 1}{1 + r^2 + 2r\cos\omega}$$

$$\Omega = \frac{2}{T} \frac{2r\sin\omega}{1 + r^2 + 2r\cos\omega}$$

可以发现,若 $\sigma < 0$,则 $r < 1$;若 $\sigma > 0$,则 $r > 1$。因此,s 平面的左半平面映射到 z 平面的单位圆内,而右半平面映射到 z 平面的单位圆外。当 $\sigma = 0$ 时,有 $r = 1$,从而可以得到

$$\Omega = \frac{2}{T}\tan\left(\frac{\omega}{2}\right)$$

基于这个代数关系,可以从模拟滤波器的频域特性转换得到

$$H(z) = H_a(s)\,\Bigg|_{s = \frac{2}{T} \cdot \frac{1 - z^{-1}}{1 + z^{-1}}} = H_a\left(\frac{2}{T} \cdot \frac{1 - z^{-1}}{1 + z^{-1}} \right)$$

频率响应为

$$H(\mathrm{e}^{\mathrm{j}\omega}) = H_{\mathrm{a}}(\mathrm{j}\Omega)\Big|_{\Omega=\frac{2}{T}\tan\left(\frac{\omega}{2}\right)} = H_{\mathrm{a}}\left(\mathrm{j}\frac{2}{T}\tan\left(\frac{\omega}{2}\right)\right)$$

图 8.16 给出了 ω 和 Ω 的对应关系,显然两者的映射关系为一一映射(但是这个映射是高度非线性的),不会出现频率混叠问题。因此,可以对模拟原型滤波器的变量进行替换,以实现 IIR 数字滤波器的设计。

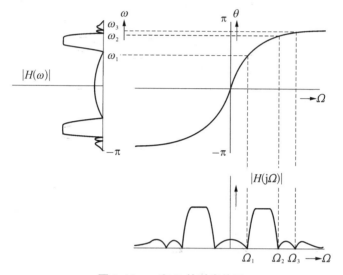

图 8.16 ω 和 Ω 的对应关系

双线性变换法设计 IIR 数字滤波器的步骤如下:

(1) 频率转换:$\Omega = \dfrac{2}{T}\tan\left(\dfrac{\omega}{2}\right)$。

(2) 对模拟低通滤波器原型 $H_{\mathrm{p}}(s)$ 进行转换,得到其他类型(高通、带通、带阻)的模拟滤波器,如表 8.3 所示。

(3) 变量代换,得到 $H(z) = H(s)\Big|_{s=\frac{2}{T}\cdot\frac{z-1}{z+1}}$。

表 8.3 低通原型滤波器与不同类型模拟滤波器转换对应表

滤波器类型	频率变量转换
低通	s/Ω_{c}
高通	Ω_{c}/s

滤波器类型	频率变量转换
带通	$\dfrac{s^2+\Omega_0^2}{sW}$，$\Omega_c=\sqrt{\Omega_l\Omega_h}$，$W=\Omega_h-\Omega_l$
带阻	$\dfrac{sW}{s^2+\Omega_0^2}$，$\Omega_c=\sqrt{\Omega_l\Omega_h}$，$W=\Omega_h-\Omega_l$

例 8.6　设计一个 $3\,\mathrm{dB}$ 带宽为 0.2π 的单极点低通滤波器，要求利用双线性变换法，对系统函数为

$$H(s)=\frac{\Omega_c}{s+\Omega_c}$$

的模拟滤波器进行双线性变换得到，其中 Ω_c 为 $3\,\mathrm{dB}$ 带宽。

解：

在模拟滤波器的频域，数字频率 $\omega_c=0.2\pi$ 对应于：

$$\Omega_c=\frac{2}{T}\tan\left(\frac{0.2\pi}{2}\right)=\frac{0.65}{T}\,\mathrm{rad/s}$$

模拟原型滤波器转换为模拟低通滤波器：

$$H_{\mathrm{LP}}(s)=\frac{1}{s+1}\bigg|_{s=\frac{s}{\Omega_c}}=\frac{1}{\dfrac{s}{\Omega_c}+1}=\frac{\dfrac{0.65}{T}}{s+\dfrac{0.65}{T}}$$

使用双线性变换，将模拟低通滤波器转换为数字滤波器：

$$H(z)=\frac{\dfrac{0.65}{T}}{s+\dfrac{0.65}{T}}\Bigg|_{s=\frac{2}{T}\cdot\frac{z-1}{z+1}}=\frac{0.245(1+z^{-1})}{1-0.509z^{-1}}$$

因此，数字滤波器的频率响应为

$$H(\omega)=\frac{0.245(1+\mathrm{e}^{-\mathrm{j}\omega})}{1-0.509\mathrm{e}^{-\mathrm{j}\omega}}$$

例 **8.7**   Butterworth 模拟低通滤波器原型为 $H_\mathrm{p}(s)=\dfrac{1}{s+1}$，利用双线性

变换法设计 IIR 数字低通滤波器，截止频率 $\omega_\mathrm{c}=\dfrac{1}{3}\pi$，抽样频率 $f_\mathrm{s}=90\ \mathrm{Hz}$。

利用 MATLAB 画出幅度和相位响应。

解：

模拟角频率：

$$\Omega_\mathrm{c}=\frac{2}{T}\tan\left(\frac{\omega_\mathrm{c}}{2}\right)=2\cdot 90\cdot\tan\left(\frac{\pi}{6}\right)=103.92\ \mathrm{rad/s}$$

模拟原型滤波器转换为模拟低通滤波器：

$$H_\mathrm{LP}(s)=\frac{1}{s+1}\bigg|_{s=\frac{s}{\Omega_\mathrm{c}}}=\frac{1}{s/\Omega_\mathrm{c}+1}=\frac{103.92}{s+103.92}$$

最后进行双线性变换：

$$H(z)=\frac{103.92}{s+103.92}\bigg|_{s=\frac{2}{T}\cdot\frac{z-1}{z+1}}=\frac{0.366+0.366z^{-1}}{1-0.2679z^{-1}}$$

图 8.17 为上述滤波器的幅度和相位响应。

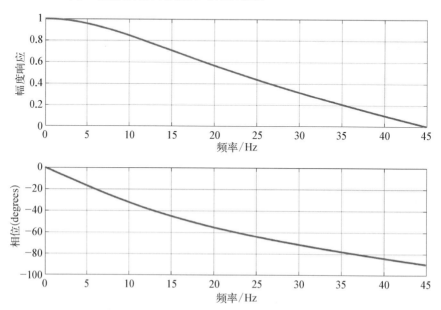

图 **8.17**   例 8.7 的滤波器的幅度和相位响应

MATLAB 绘制幅度与相位响应的代码如下：

```
clear; close all
% Plot the magnitude and phase responses
fs= 90; % Sampling rate (Hz)
[B, A]= lp2lp([1],[1 1],103.92); % analog coefficients
[b,a]= bilinear(B,A,fs); % digital coefficients
[hz, f]= freqz(b,a,512,fs); % Frequency response
phi = 180* unwrap(angle(hz))/pi;
subplot(2,1,1), plot(f, abs(hz),'linewidth',2.5),grid;
axis([0 fs/2 0 1]);
xlabel('Frequency (Hz)'); ylabel('Magnitude Response')
subplot(2,1,2), plot(f, phi,'linewidth',2.5); grid;
axis([0 fs/2 - 100 0]);
xlabel('Frequency (Hz)'); ylabel('Phase (degrees)')
```

上面两道例题介绍了使用双线性变换法从模拟滤波器设计 IIR 数字滤波器的方法。模拟滤波器的设计已经非常成熟，这里我们介绍两种常用的模拟低通滤波器：Butterworth 滤波器和 Chebyshev 滤波器。

Butterworth 和 Chebyshev 滤波器的主要参数如下：

(1) 通带截止频率 Ω_p，及 Ω_p 处的通带衰减 A_pdB；

(2) 阻带截止频率 Ω_s，及 Ω_s 处的阻带衰减 A_sdB；

(3) 滤波器阶数 n；

(4) 滤波器类型（即低通、高通、带通、带阻）。

下面首先介绍 Butterworth 滤波器。Butterworth 滤波器的最大特点是通带平坦。典型的 Butterworth 滤波器如图 8.18 所示。

n 阶 Butterworth 滤波器的幅值由下式给出：

$$| H_p(\Omega) | = \frac{1}{\sqrt{1 + (\Omega/\Omega_c)^{2n}}} = \frac{1}{\sqrt{1 + \varepsilon^2 (\Omega/\Omega_p)^{2n}}} \qquad (8-30)$$

其中，Ω_c 是 3 dB 频率（默认的截止频率），而 Ω_p 为设计要求的通带截止频率。其中，

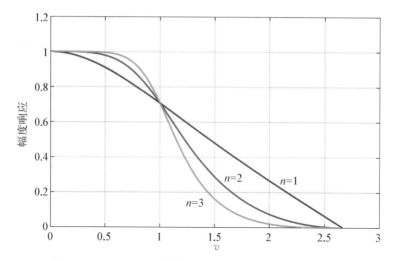

图 8.18 **Butterworth** 滤波器(图中 v 为使用通带截止频率归一化的频率,即 $v = \Omega/\Omega_p$)

$$\varepsilon = \frac{\Omega_p}{\Omega_c} \tag{8-31}$$

一般来说,默认的通带截止频率即为 3 dB,因此如无特殊说明,$\Omega_p = \Omega_c$,$\varepsilon = 1$。

通带衰减 A_p 为

$$A_p = 20\lg\left(\frac{1}{\sqrt{1+\varepsilon^2}}\right) \mathrm{dB} \tag{8-32}$$

阻带衰减 A_s 为

$$A_s = 20\lg\left(\frac{1}{\sqrt{1+\varepsilon^2 v_s^{2n}}}\right) \mathrm{dB} \tag{8-33}$$

由上述几式可推导出:

$$\varepsilon^2 = 10^{-0.1A_p} - 1 \tag{8-34}$$

$$n \geqslant \frac{\lg\left(\dfrac{10^{-0.1A_s} - 1}{\varepsilon^2}\right)}{2\lg(v_s)} \tag{8-35}$$

表 8.4 列出了常用的低阶 Butterworth 滤波器的低通原型传递函数。

表 8.4　常用的低阶 Butterworth 滤波器的低通原型传递函数

n	$H_p(s)$
1	$\dfrac{1}{s+1}$
2	$\dfrac{1}{s^2 + 1.414\,2s + 1}$
3	$\dfrac{1}{s^3 + 2s^2 + 2s + 1}$
4	$\dfrac{1}{s^4 + 2.613\,1s^3 + 3.414\,2s^2 + 2.613\,1s + 1}$
5	$\dfrac{1}{s^5 + 3.236\,1s^4 + 5.236\,1s^3 + 5.236\,1s^2 + 3.236\,1s + 1}$
6	$\dfrac{1}{s^6 + 3.863\,7s^5 + 7.464\,1s^4 + 9.141\,6s^3 + 7.464\,1s^2 + 3.863\,7s + 1}$

例 8.8　基于 Butterworth 滤波器设计一低通 IIR 滤波器,满足如下指标:通带截止频率 1.5 kHz,通带衰减 -3 dB,阻带频率 3 kHz,阻带衰减 -10 dB,抽样频率 8 000 Hz。利用 MATLAB 画出幅度和相位频率响应。

解:

数字域频率:

$$\omega_p = \frac{2\pi f_p}{f_s} = 3\pi/4$$

模拟角频率:

$$\Omega_p = \frac{2}{T}\tan(\omega_p/2) = 1.069\,1 \times 10^4 \text{ rad/s}, \quad \Omega_s = 3.862\,7 \times 10^4 \text{ rad/s}$$

低通原型滤波器:

$$v_s = \frac{\Omega_s}{\Omega_p} = 3.613, \ A_s = -10 \text{ dB}$$

$$\varepsilon^2 = 10^{-0.1A_p} - 1 = 1$$

$$n \geqslant \frac{\lg\left(\frac{10^{-0.1A_s}-1}{\varepsilon^2}\right)}{2\lg(\nu_s)} = 0.855\ 3 = 1$$

查表,得到一阶 Butterworth 原型滤波器 $H_p(s) = \dfrac{1}{s+1}$,由此可得

$$H_{LP}(s) = \frac{1}{s+1}\bigg|_{s=s/\Omega_p} = \frac{1}{s/\Omega_p+1} = \frac{1.069\ 1 \times 10^4}{s+1.069\ 1 \times 10^4}$$

$$H(z) = \frac{1.069\ 1 \times 10^4}{s+1.069\ 1 \times 10^4}\bigg|_{s=\frac{2}{T}\cdot\frac{z-1}{z+1}} = \frac{0.400\ 6 + 0.400\ 6z^{-1}}{1-0.198\ 9z^{-1}}$$

图 8.19 为上述滤波器的幅度和相位响应特性。

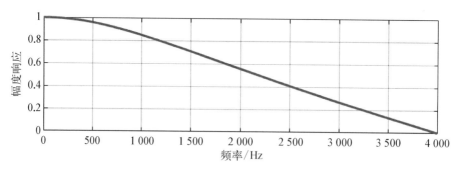

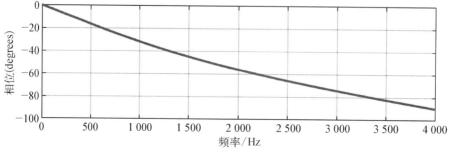

图 8.19　例 8.8 的滤波器的幅度和相位响应

MATLAB 代码如下:

```
clear; close all
% Design of the digital lowpass Butterworth filter
format long
fs= 8000; % Sampling rate
```

```
[B A]= lp2lp([1],[1 1], 1.0691* 10^4); % Complete step 2
[b a]= bilinear(B,A,fs); % Complete step 3
% Plot the magnitude and phase responses
[hz, f]= freqz(b,a,512,fs); % filter coefficient
axis([0 fs/2 - 20 1])
phi = 180* unwrap(angle(hz))/pi;
subplot(2,1,1), plot(f, abs(hz),'linewidth',2.5),grid;
xlabel('Frequency (Hz)'); ylabel('Magnitude Response')
subplot(2,1,2), plot(f, phi,'linewidth',2.5); grid;
xlabel('Frequency (Hz)'); ylabel('Phase (degrees)')
```

接下来介绍 Chebyshev 滤波器。如图 8.20 所示,Chebyshev 滤波器的通带相对于 Butterworth 滤波器的平坦程度较差,且纹波数量和对称性与阶数密切相关。

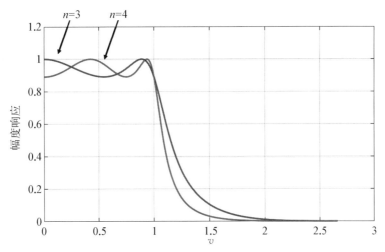

图 8.20　Chebyshev 滤波器(图中 v 为使用通带截止频率归一化的频率,即 $v = \Omega/\Omega_p$)

n 阶 Chebyshev 滤波器的幅值由下式给出:

$$| H_p(v) |= \frac{1}{\sqrt{1+\varepsilon^2 C_n^2(v)}} \qquad (8-36)$$

其中,

$$C_n(\nu) = \begin{cases} \cos(n \arccos(\nu)), & \nu \leqslant 1 \\ \cosh(n \operatorname{arcosh}(\nu)), & \nu > 1 \end{cases} \tag{8-37}$$

通带衰减 A_p 为

$$A_p \mathrm{dB} = 20 \lg \left(\frac{1}{\sqrt{1+\varepsilon^2}} \right) \tag{8-38}$$

阻带衰减 A_s 为

$$A_s \mathrm{dB} = 20 \lg \left(\frac{1}{\sqrt{1+\varepsilon^2 C_n^2(\nu_s)}} \right) \tag{8-39}$$

由上述几式可推导出：

$$\varepsilon^2 = 10^{-0.1A_p} - 1 \tag{8-40}$$

$$n \geqslant \frac{\operatorname{arcosh}\left(\dfrac{10^{-0.1A_s} - 1}{\varepsilon^2}\right)}{\operatorname{arcosh}(\nu_s)} \tag{8-41}$$

表 8.5、表 8.6 列出了常用的低阶 Chebyshev 滤波器的低通原型传递函数：

表 8.5 **$A_p = -0.5$ dB，$\varepsilon = 0.349\,3$ 的 Chebyshev 滤波器原型**

n	$H_p(s)$
1	$\dfrac{2.862\,8}{s + 2.862\,8}$
2	$\dfrac{1.431\,4}{s^2 + 1.425\,6s + 1.516\,2}$
3	$\dfrac{0.715\,7}{s^3 + 1.252\,9s^2 + 1.534\,9s + 0.715\,7}$
4	$\dfrac{0.357\,9}{s^4 + 1.197\,4s^3 + 1.716\,9s^2 + 1.025\,5s + 0.379\,1}$
5	$\dfrac{0.178\,9}{s^5 + 1.172\,5s^4 + 1.937\,4s^3 + 1.309\,6s^2 + 0.752\,5s + 0.178\,9}$

表 8.6　$A_p = -1$ dB，$\varepsilon = 0.508\,8$ 的 Chebyshev 滤波器原型

n	$H_p(s)$
1	$\dfrac{1.965\,2}{s + 1.965\,2}$
2	$\dfrac{0.982\,6}{s^2 + 1.097\,7s + 1.102\,5}$
3	$\dfrac{0.491\,3}{s^3 + 0.988\,3s^2 + 1.238\,4s + 0.491\,3}$
4	$\dfrac{0.245\,6}{s^4 + 0.952\,8s^3 + 1.453\,9s^2 + 0.742\,6s + 0.275\,6}$
5	$\dfrac{0.122\,8}{s^5 + 0.936\,8s^4 + 1.688\,8s^3 + 0.974\,4s^2 + 0.580\,5s + 0.122\,8}$

例 8.9　Chebyshev 滤波器设计一个一阶高通 IIR 数字滤波器，满足如下指标：通带截止频率 3 kHz，通带衰减 -1 dB，抽样频率 8 kHz。利用 MATLAB 画出幅度和相位响应。

解：

数字域频率：

$$\omega_p = \frac{2\pi f_p}{f_s} = 3\pi/4$$

模拟角频率：

$$\Omega_p = \frac{2}{T} \tan \frac{\omega_p}{2} = 3.862\,7 \times 10^4 \text{ rad/s}$$

查表，得到一阶 Butterworth 原型滤波器 $H_p(s) = \dfrac{1.962\,5}{s + 1.962\,5}$，由此可得：

$$H_{HP}(s) = \frac{1.962\,5}{s + 1.962\,5}\bigg|_{s = \Omega_p/s} = \frac{1.962\,5}{\Omega_p/s + 1.962\,5} = \frac{s}{s + 1.968\,3 \times 10^4}$$

$$H(z) = \frac{s}{s + 1.968\,3 \times 10^4}\bigg|_{s = \frac{2}{T} \cdot \frac{z-1}{z+1}} = \frac{0.448\,4 - 0.448\,4z^{-1}}{1 + 0.103\,2z^{-1}}$$

MATLAB 代码如下：

```
clear; close all;
fs= 8000; %  Sampling rate
[B A]= lp2hp([1.9625],[1 1.9625], 3.8* 10^4) %  Complete step 2
[b a]= bilinear(B,A,fs) %  Complete step 3
[hz, f]= freqz(b,a,512,fs);

phi = 180* unwrap(angle(hz))/pi;
subplot(2,1,1), plot(f, abs(hz),'linewidth',2.5),grid;
xlabel('Frequency (Hz)'); ylabel('Magnitude Response')
subplot(2,1,2), plot(f, phi,'linewidth',2.5); grid;
xlabel('Frequency (Hz)'); ylabel('Phase (degrees)')
```

图 8.21 是上例滤波器的幅度和相位响应特性。

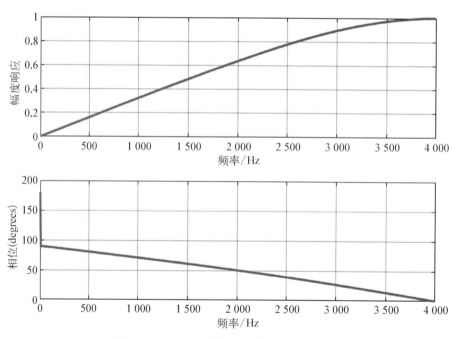

图 8.21 例 8.10 的滤波器的幅度和相位响应

一般来说，Chebyshev 滤波器相对于 Butterworth 滤波器来说，满足相同技术指标所要求的极点数目（阶数）要少。而相同极点数的 Chebyshev 滤波器和 Butterworth 滤波器相比较，Chebyshev 滤波器具有较小的过渡带宽。

8.4.3　IIR 滤波器的直接型实现

式(8-2)给出的系统表征了一个 IIR 系统,该系统可以视为级联的两个系统,即

$$H(z) = H_1(z) H_2(z) \tag{8-42}$$

其中,$H_1(z)$ 包含 $H(z)$ 的零点,而 $H_2(z)$ 包含 $H(z)$ 的极点。即

$$H_1(z) = \sum_{k=0}^{M} b_k z^{-k} \tag{8-43}$$

$$H_2(z) = \frac{1}{1 + \sum_{k=1}^{N} a_k z^{-k}} \tag{8-44}$$

由于 $H_1(z)$ 是一个 FIR 系统,其直接型实现在 8.3.3 节中已经给出。通过将全极点系统和 $H_1(z)$ 级联,就得到了图 8.22 所示的直接 I 型实现。该种实现需要 $M+N+1$ 次乘法、$M+N$ 次加法和 $M+N+1$ 个存储空间。

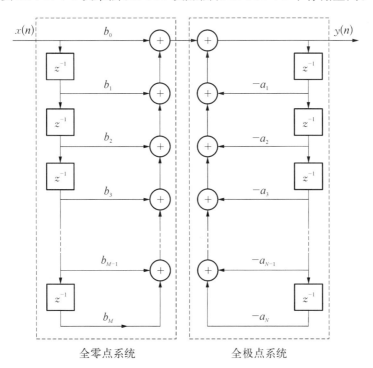

图 8.22　IIR 系统的直接 I 型实现

若全极点系统 $H_2(z)$ 位于全零点系统 $H_1(z)$ 之前,那么可以得到一个更加紧凑的结构,即直接 II 型实现。全极点滤波器的差分方程为

$$w(n) = \sum_{k=1}^{N} a_k w(n-k) + x(n) \qquad (8-45)$$

而 $w(n)$ 又是全零点系统的输入,因此全零点系统的输出为

$$y(n) = \sum_{k=0}^{M} b_k w(n-k) \qquad (8-46)$$

注意到上面两式都包括了序列 $\{w(n)\}$ 的延迟形式,因此只需要一组存储空间来存放 $\{w(n)\}$ 的过去值。直接 II 型结构共需要 $M+N+1$ 次乘法、$M+N$ 次加法和 $\max\{M, N\}$ 个存储空间。由于直接 II 型结构实现了对存储空间的最小化,因此也被称为规范结构。直接 II 型结构如图 8.23 所示。

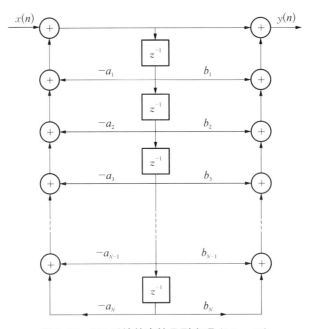

图 8.23　IIR 系统的直接 II 型实现 ($M = N$)

8.5　FIR 和 IIR 滤波器的比较

综合前面介绍的 FIR 滤波器和 IIR 滤波器的设计方法,我们进行一个简

单的总结。IIR 滤波器的优点：IIR 滤波器有准确的边缘频率；由于模拟滤波器的发展已十分成熟，有大量图表，因此可以利用模拟滤波器的设计；IIR 滤波器的结构存在反馈，阶数要比 FIR 滤波器阶次要少。但 IIR 滤波器的缺点是相位是非线性的，且稳定性较差。

FIR 滤波器的优点：FIR 滤波器具有严格的线性相位；FIR 滤波器总是稳定的；可以利用 FFT 快速计算。但 FIR 滤波器的缺点是截止频率难以控制。总的来说，还是要根据实际的性能指标要求来对 FIR 和 IIR 滤波器进行选择。

习题

1. 用窗函数法设计线性相位 FIR 带通滤波器，低频阻带 $0 \sim 400$ Hz，通带 $1\,600 \sim 2\,400$ Hz，高频阻带 $3\,800 \sim 4\,000$ Hz，阻带衰减 -60 dB，通带波纹 -0.02 dB，采样频率 $8\,000$ Hz，则应选用哪种窗，并求窗长度。

2. 已知信号 $y(t) = x(t) + N(t)$，其中 $x(t)$ 是频率范围在 $0 \sim 2.5$ kHz 的有用信号，$N(t)$ 是频率范围在 $3 \sim 4$ kHz 的噪声信号。若按抽样频率 $f_s = 10$ kHz 对信号进行抽样，得到离散信号 $y(n)$，用窗函数法设计能够滤除 $y(n)$ 中噪声信号的 FIR 数字滤波器，要求阻带衰减：-40 dB。则应选用哪种窗，并求窗长度。

3. 使用汉明窗设计一个长度为 3 的低通 FIR 数字滤波器，截止频率 $f_c = 2\,500$ Hz，抽样频率 $f_s = 8\,000$ Hz，
   (1) 计算该滤波器的系统函数 $H(z)$ 和差分方程；
   (2) 计算幅度频谱响应 $|H(\omega)|$，并计算 $\omega = 0$，0.5π，π 处 $|H(\omega)|$ 的数值；
   (3) 判断该 FIR 滤波器是否具有线性相位，并说明原因。

4. 利用矩形窗设计一个 5 阶 FIR 带阻滤波器，低频截止频率为 $2\,000$ Hz，高频截止频率为 $2\,400$ Hz，抽样频率 $f_s = 8\,000$ Hz，计算该滤波器的系统函数 $H(z)$。

5. 根据下列技术指标，设计一个数字 FIR 低通滤波器：通带 $0 \sim 0.15\pi$ rad，阻带 $0.4\pi \sim \pi$ rad，通带波纹 -0.25 dB，阻带衰减 -50 dB，请选择一个恰当的窗函数，并确定该滤波器的单位脉冲响应。

6. 根据下列技术指标，请使用布莱克曼窗设计一个 5 阶数字 FIR 低通滤波

器：通带 0～850 Hz,阻带 1 150～2 000 Hz,抽样频率为 4 000 Hz,请确定该滤波器的幅频响应$|H(\omega)|$和相频响应$\angle H(\omega)$。

7. FIR 线性相位滤波器 $H(\omega)$的抽样值为 $H(k)$,且 $h(n)$为实数,请证明：

$$H(N-k)=H^*(k)（注：* 代表共轭）$$

8. 利用频域采样法设计线性 FIR 低通滤波器,$N=9$,给定希望逼近的滤波器幅度采样值为

$$|H_d(k)|=\begin{cases}1, & k=0,1,2 \\ 0.4, & k=3 \\ 0, & k=4\end{cases}$$

求 $h(n)$的表达式。

9. 请利用频域抽样法设计一个 FIR 线性相位高通滤波器,截止频率 2 000 Hz,抽样频率 8 000 Hz,$N=5$,求 $h(n)$。

10. 请利用频域抽样法设计一个 FIR 线性相位带通滤波器,下限截止频率 1 500 Hz,上限截止频率 3 000 Hz,抽样频率 8 000 Hz,$N=5$,求 $h(n)$。

11. 利用 Butterworth 滤波器设计一个一阶高通 IIR 滤波器,满足如下指标：
(1) 通带截止频率 2 000 Hz,通带波纹 —3 dB。
(2) 抽样频率 8 000 Hz。
求该 IIR 滤波器的系统函数 $H(z)$。

12. 设计一个 Butterworth 低通滤波器,—3 dB 的截止频率为 1.5 kHz,3.0 kHz 处的衰减为 —40 dB,抽样频率为 8 000 Hz,求该滤波器的阶数。

13. 给定模拟系统传输函数

$$H(s)=\frac{50}{s+50}$$

采用冲激响应不变法,抽样频率为 100 Hz,求如此设计的 IIR 滤波器的系统函数 $H(z)$。

14. 用双线性变换法设计一个一阶 Butterworth 低通滤波器,其中 3 dB 截止频率为 $\omega_c=0.2\pi$。

参考文献

［ 1 ］ Bracewell R N. The fourier transform and its applications［J］. Am J Phys，1966，34(8)：712.

［ 2 ］ B F. The theory of linear operators［J］. Nature，1937，140：174 – 175.

［ 3 ］ Dym H，McKean H. Fourier series and integrals［M］. Salt Lake City：Academic Press，1972.

［ 4 ］ Papoulis A，Maradudin A A. The fourier integral and its applications［J］. Phys Today，1963，16(3)：70 – 72.

［ 5 ］ Oppenheim A V，Schafer R W. Discrete-Time Signal Pro-cessing［M］. Upper Saddle River：Prentice Hall，1989.

［ 6 ］ Kennett B L. Review of geophysical signal analysis by E. A. Robinson and S. Treitel［J］. Geophysical Journal International，1981，64：801 – 802.

［ 7 ］ Sheingold D H. Analog-digital conversion handbook［M］. Upper Saddle River：Prentice Hall，1972.

［ 8 ］ Gray P R，Hurst P J，Lewis S H，et al. Analysis and design of analog Integrated circuits［M］. 3rd ed. Hoboken：Wiley，1990.

［ 9 ］ Cooley J W，Lewis P A W，Welch P D. The fast fourier transform and its applications［J］. IEEE Transactions on Education，1969，12(1)：27 – 34.

［10］ Khayam S A. The discrete cosine transform（DCT）：theory and application 1［J］. 2003.

［11］ Cooley J W，Tukey J W. An algorithm for the machine calculation of complex Fourier series［J］. Mathematics of Computation，1965，19：297 – 301.

[12] Duhamel P. Implementation of "split-radix" FFT algorithms for complex, real, and real-symmetric data[J]. IEEE Transactions on Acoustics, Speech, and Signal Processing, 1986, 34(2): 285 – 295.

[13] Swarztrauber P N. Symmetric FFTs[J]. mcom, 1986, 47(175): 323 – 346.

[14] Goertzel G. An algorithm for the evaluation of finite trigonometric series[J]. The American Mathematical Monthly, 1958, 65 (1): 34 – 35.

[15] Bluestein L. A linear filtering approach to the computation of discrete Fourier transform [J]. IEEE Transactions on Audio and Electroacoustics, 1970, 18(4): 451 – 455.

[16] Good I J. The interaction algorithm and practical fourier analysis[J]. Journal of the Royal Statistical Society Series B-methodological, 1958, 20: 361 – 372.

[17] Winograd S. On computing the discrete fourier transform [J]. Proceedings of the National Academy of Sciences of the United States of America, 1976, 73(4): 1005 – 1006.

[18] Rader C M, Gold B. Effects of parameter quantization on the poles of a digital filter[J]. Proceedings of the IEEE, 1967, 55(5): 688 – 689.

[19] Hinamoto T, Lu W S. FIR digital filter design. In Digital Filter Design and Realization[M]. River Publishers, 2017.

[20] Oppenheim A V, Schafer R W. 离散时间信号处理[M]. 3 版. 黄建国,刘树棠,张国梅,译. 北京:电子工业出版社,2015.

[21] 程佩青. 数字信号处理教程[M]. 5 版. 北京:清华大学出版社,2017.

[22] 普埃克. 数字信号处理[M]. 4 版. 北京:电子工业出版社,2007.

[23] 万永革. 数字信号处理的 MATLAB 实现[M]. 北京:科学出版社,2012.

[24] 胡广书. 数字信号处理:理论、算法与实现[M]. 北京:清华大学出版社,1998.